Diccionario de calorías

Clara Cesana

DICCIONARIO DE CALORÍAS

dve
PUBLISHING

A pesar de haber puesto el máximo cuidado en la redacción de esta obra, el autor o el editor no pueden en modo alguno responsabilizarse por las informaciones (fórmulas, recetas, técnicas, etc.) vertidas en el texto. Se aconseja, en el caso de problemas específicos —a menudo únicos— de cada lector en particular, que se consulte con una persona cualificada para obtener las informaciones más completas, más exactas y lo más actualizadas posible. EDITORIAL DE VECCHI, S. A. U.

© Editorial De Vecchi, S. A. 2018

© [2018] Confidential Concepts International Ltd., Ireland

Subsidiary company of Confidential Concepts Inc, USA

ISBN: 978-1-68325-789-9

Índice

Introducción

¿Por qué un *Diccionario de las calorías*? La respuesta es muy sencilla: porque resulta necesario.

En no pocas ocasiones, ciertos conceptos de la ciencia de la alimentación han traspasado las puertas de la universidad para pasar a formar parte del habla común. Este fenómeno se produce del siguiente modo: en las escuelas se implanta la educación alimentaria como asignatura (aunque no con la frecuencia que sería deseable); en las librerías aparecen libros de divulgación sobre dietas, teorías nutricionales alternativas, criterios para la elección de los alimentos, etc.; en la televisión se emiten programas cuyo objetivo es despertar el interés de los espectadores acerca de las múltiples cuestiones que plantea nuestra alimentación; y en la prensa escrita, y especialmente en la destinada al público femenino aunque no de manera exclusiva, proliferan los artículos sobre dietética, así como los recetarios y los consejos sobre vida sana.

En esta época de culto al cuerpo se hace imprescindible someter la alimentación a un control meticuloso, puesto que esta incide de una manera directa en nuestra salud y en nuestro aspecto físico.

En la actualidad, no es raro oír frases como estas: «tengo que seguir una dieta de 1.000 calorías»; «imagínate, no puedo pasar de 800 calorías al día»; «¿sabes? El doctor Pérez nunca prescribe dietas inferiores a las 1.200 calorías diarias».

Sin embargo, no es tan fácil transformar estas cifras casi mágicas en alimentos perfectamente dosificados para cocinar. ¿Cuál es el criterio que debemos aplicar? ¿Cómo podemos incluir en una dieta rigurosamente diseñada algún que otro ingrediente de nuestra predilección? ¿Qué alimentos ofrece el mercado a mejor precio por ser de temporada? O bien, ¿qué decisión tomar cuando se nos asegura que un alimento no engorda pero ignoramos si ello es realmente cierto?

A estas y otras muchas preguntas pretende responder este diccionario. Dietistas y técnicos de la alimentación han confeccionado, a este respecto, complejas tablas organizadas de acuerdo con una estricta lógica taxonómica; aun así, para el gran público puede resultar más manejable recurrir a una lista de alimentos, ordenados alfabéticamente en forma de diccionario.

Una única advertencia: los valores calóricos han sido extraídos de tablas de distinta procedencia, entre las cuales pueden existir, ocasionalmente, pequeñas diferencias; esto es así porque los análisis de laboratorio proporcionan resultados variables en función de la composición química de los alimentos examinados, por lo que el valor calórico resultante es también diferente. Nuestro propio paladar confirma este hecho: con frecuencia, afirmamos «estas zanahorias son más dulces que las que compramos la semana pasada», «el queso de esta lechería es menos graso que el que venden en la tienda de la esquina», etcétera.

En lo que respecta a los alimentos de origen vegetal, pueden darse diferencias en función de las variedades locales, las zonas de cultivo (tipo de suelo, régimen pluvio-métrico), el grado de madurez que poseía el producto al ser consechado, la temporada, etc.

En cuanto al pescado, la variabilidad puede obedecer a la época del año en que se produjo la captura o al cala-dero de procedencia. El resto de productos de origen animal se ve igualmente afectado por las divergencias en las razas, la edad del ejemplar o el tipo de alimentación al que ha sido sometido.

Por lo que respecta a los alimentos elaborados según métodos artesanales, como es el caso de quesos, bebidas o dulces, dependerá de las técnicas aplicadas por cada productor, las cuales, como es lógico, son muy distintas a las que se emplean en los procesos de carácter industrial.

A pesar de todo, se trata de diferencias de escasa rele-vancia, sin duda interesantes para los investigadores es-pecializados en este campo, pero sin gran importancia para el lector de este diccionario.

Como es natural, los valores que aparecen en las rece-tas de algunos platos complicados que se incluyen en el libro son meramente indicativos, puesto que depende de su forma de elaboración. En cualquier caso, los valores calóricos son datos *medios* para cada alimento en concre-to, referidos a *100 gramos de parte indivisible*, es decir, 100 g de alimento neto.

Para los productos conservados en aceite, salmuera, gelatina o vinagre, el valor calórico se refiere a 100 g del producto perfectamente escurrido.

En algunos casos, se han considerado ciertas unidades de medida más prácticas, como la ración, la cucharadi-ta de café, la cucharada sopera o cantidades unitarias, como «una aceituna», además del valor calórico de 100 g de aceitunas.

Una última advertencia: no hay que dejarse engañar por ciertas diferencias entre el valor calórico de un alimento y otro a la hora de decantarse por uno de ellos, creyendo que esto lo convierte automáticamente en más útil desde una perspectiva dietética. Un ejemplo. Los valores calóricos se refieren siempre a 100 g exactos del producto en cuestión: en el caso de las castañas hervidas, se leen «121 calorías», mientras que las asadas figuran con «212 calorías»; ahora bien, estos índices se refieren a 100 g de producto ya cocinado. Las castañas hervidas contienen un número distinto de calorías respecto a las asadas porque estas últimas pierden humedad durante la cocción.

Lo mismo sucede al comparar la carne de bovino magra («129 calorías por 100 g») y el bistec a la parrilla («181 calorías por 100 g»): en el último caso, el valor indicado corresponde a 100 g *de peso cocido*. Ello es así porque para obtener un bistec a la parrilla de 100 g hay que emplear un filete de ternera de 140 g, el cual posee un valor calórico de 181 (129 × 140 : 100).

Excepto cuando se especifica lo contrario, todos los valores calóricos se refieren a los productos alimentarios en estado crudo.

Los valores calóricos se expresan en «calorías», con una C mayúscula que significa «1.000 calorías». En algunos libros se prefiere utilizar, en cambio, el término kcal o kilocalorías: ambos conceptos son equivalentes.

Generalidades

E n los enormes hipermercados norteamericanos, alemanes e ingleses, los productos alimentarios rotulados con el calificativo de «dietéticos» no se limitan a ocupar unos pocos estantes sino que, en la actualidad, llegan a disponer de secciones enteras.

Como en todos los demás ámbitos del consumo masivo, en pocos años se han extendido las superficies comerciales cada vez más vastas y mejor provistas, así como un abanico de productos alimentarios que sufren un ritmo de crecimiento exponencial.

Por otro lado, se ha multiplicado la oferta de consumo alimenticio: a los típicos restaurantes que únicamente ofrecen menús a la hora de la comida y de la cena, se han sumado los locales de comida rápida, abiertos durante todo el día, así como una enorme variedad de bocadillerías, creperías, heladerías… Prolifera el hábito del «tentempié», el consumo de bollería industrial y aperitivos grasientos, siempre al alcance de la mano en bares, quioscos, gasolineras…

Esta situación ha llegado a tal grado, que se ha detectado cierto estancamiento en el mercado de los productos dietéticos, en particular de aquellos destinados específicamente a las curas de adelgazamiento.

La industria farmacéutica y las personas que padecen ciertos problemas de sobrepeso no han sido las únicas en advertir que algo no marcha.

Las primeras señales de alarma han surgido del mundo de la ciencia, la medicina y la economía. A partir de perspectivas distintas y de acuerdo con unos métodos de investigación que no siempre coinciden, se ha hecho evidente la estrecha relación que existe entre el bienestar económico y el auge de ciertas enfermedades conocidas con el sobrenombre de «enfermedades de la civilización»: obesidad, diabetes, arteriosclerosis, hipertensión, que tienen consecuencias más o menos graves.

La cuestión es muy sencilla: comer demasiado es perjudicial. Y además —ateniéndonos al tema de este libro—, engorda.

Está comprobado que, en el 95 % de los casos, la causa del sobrepeso no reside en problemas orgánicos internos, como suelen pensar las personas obesas que anhelan superar su problema mediante una de las múltiples terapias farmacéuticas tan en boga hoy en día. Por el contrario, la causa principal de la obesidad es el exceso de ingesta alimentaria, es decir: un desequilibrio entre lo que se consume y lo que se gasta.

Podría ponerse el símil de la bañera: cuando por el desagüe se pierde tanta agua como la que sale por el grifo, el nivel de agua de la bañera permanece constante; ahora bien, si por el desagüe se pierde mayor cantidad de agua de la que sale por el grifo, el nivel desciende; pero si, !ay!, el grifo proporciona mayor cantidad de agua de la que el desagüe puede evacuar… es evidente: el nivel de la bañera crece, y esta corre el riesgo de desbordarse.

La comparación con la bañera que corre el riesgo de desbordarse es, por desgracia, sumamente apropiada. En realidad, un obeso es una persona que «se ha dejado llevar», o sea, que a pesar de percibir que está engordando, no se atreve a afrontar el problema: se limita a afirmar que se siente bien como está, pues en su fuero interno es consciente de los sacrificios que implicaría contener su ingesta compulsiva. No falta quien se jacta de poseer la «curva de la felicidad», un triste eufemismo que a duras penas puede camuflar la dejadez en materia de nutrición. El gordito simpático e ingenioso forma parte de la imaginería popular. E incluso hay quien defiende su derecho a no cuidar su estado físico, bajo el pretexto de que «ya no debe conquistar a nadie». ¡Seguramente, el cónyuge no comparte su opinión! Y es que no siempre resulta fácil percibir que el nivel del agua de la bañera, insidioso, va creciendo: día a día, gramo a gramo, hasta que se ha convertido en un auténtico problema de salud.

Una vez se alcanza este punto, resulta inevitable acudir a la consulta del dietista: el sobrepeso ya resulta excesivo y el antiguo «buen humor» que se les suponía a los orondos y barrigudos se ha convertido en irritación, pesadez e incomodidad. Nuestro vestuario se nos queda pequeño, eludimos mirarnos al espejo e incluso temblamos ante nuestro reflejo en los escaparates. En el caso de los adolescentes, los efectos psicológicos son mucho más dramáticos: basta con aludir a los estragos que causan los llamados «trastornos de la alimentación», como la anorexia y la bulimia.

Llega un momento en que la necesidad de ponernos a dieta se deriva no sólo de una mera cuestión de peso, sino de las consecuencias negativas que este tiene para la salud en general: dolores en las articulaciones, varices, trastornos ginecológicos y cardiovasculares, etc. Ante determinadas situaciones, el consejo médico es tajante: «Es imprescindible que baje de peso; de lo contrario...».

Sea como fuere, no hay que cargar las tintas hasta generar complejos de culpa. ¿A qué nos referimos, cuando decimos que alguien «come demasiado»? Exceptuando a los auténticos crápulas, la mayoría de las personas entradas en carnes no suelen tener la impresión de comer demasiado. Es más, suele darse el fenómeno contrario: «¡pero si apenas como lo que un pajarito!», exclaman. Con frecuencia, los obesos no saben a qué achacar su sobrepeso.

Es entonces cuando se activa un mecanismo de autodefensa, consistente en atribuir el problema a una disfunción orgánica (hormonal, incluso) que puede combatirse sin necesidad de alterar en lo más mínimo los hábitos alimentarios y el estilo de vida que suele agravar el cuadro general: sedentarismo, estrés… Todo, antes que emprender una dieta, sinónimo de sacrificios sin cuento y padecimiento ilimitado.

Lo cierto es que la convicción de no comer en exceso es, antes que una realidad objetiva, una sensación subjetiva: no comemos demasiado «en comparación con los demás»… Pero es que no todas las personas son iguales: cada cual posee un metabolismo único, al igual que un tono de la voz o un modo de caminar. Los mismos alimentos, en las mismas cantidades, pueden ser asimilados de muy distinta manera por dos personas, una delgada y la otra obesa. Pero, mientras que a nadie le sorprende que una persona necesite recurrir a los laxantes para mantener cierta regularidad intestinal mientras otra no debe echar mano de ellos, o bien una señora requiera veinte minutos para secarse el pelo y a otra le baste con diez, no ocurre lo mismo con la comida: dado que se trata de un placer, no es plato de buen gusto tener que admitir que nuestro cuerpo tiene bastante con una cantidad muy inferior a la que precisan los demás.

Baste con un ejemplo: para recorrer los mismos kilómetros y a la misma velocidad, por ejemplo 100 km/h, un utilitario consumirá de 7 a 8 litros de gasolina, mientras que un deportivo de gran cilindrada puede necesitar de 13 a 14 litros. Esta discrepancia a la hora de optimizar el «alimento carburante» por parte del organismo depende de un número variable de factores, entre los que se encuentran ciertos componentes genéticos.

A continuación analizaremos otros elementos que pueden afectar al sobrepeso.

Algunas causas del aumento de peso

La actividad física

La cantidad de alimento que se puede ingerir es proporcional a las ocasiones en que podamos consumir este «alimento carburante»: es evidente que, cuanto mayor sea la actividad física que desempeñemos, más elevada será también la tasa de ingesta tolerada sin que redunde en un aumento de peso.

Sin ulteriores consideraciones acerca del problema de la obesidad y las enfermedades relacionadas con ella, en una sociedad desarrollada esta cuestión obedece no sólo a una mayor oferta de alimentos, sino también a una clara disminución del ejercicio cotidiano: no nos engañemos, el sobrepeso es consecuencia directa del sedentarismo. Dejando a un lado la práctica del deporte, no hay que olvidar que hasta hace unos años los medios de transporte privado no estaban tan extendidos.

Engordar es un problema típico de personas que, en cierto momento de su vida, han podido o han tenido que disminuir su movilidad de un modo drástico. Es el caso de quien ha cambiado los viajes en autobús, con las consiguientes caminatas hasta la parada, por el trayecto en coche desde su propio garaje hasta el garaje de la oficina, y viceversa. O la implantación generalizada del ascensor, que desplaza el sano ejercicio de subir escaleras. Y, teniendo en cuenta que los hábitos alimentarios deben hallarse en justa correspondencia con el estilo de vida que se observa en cada momento, si la reducción de la movilidad no conlleva un descenso en la ingesta de alimentos, la obesidad está a la vuelta de la esquina.

Comer es un placer

Queda fuera de la intención de este libro analizar las numerosas y complejas motivaciones de todo tipo que han acabado por transformar el mero hecho de satisfacer una necesidad fisiológica primaria como el comer en una actividad cargada de implicacaciones psicológicas y culturales en la que se dan cita la imaginación, la cultura, la investigación científica...

En cualquier caso, no hay que olvidar que los mecanismos biológicos que regulan las sensaciones de hambre, sed y saciedad, presentes también en los animales, en el ser humano se ven sometidas a toda suerte de interferencias de carácter psicológico y cultural. Para entendernos: en el hombre, lo primario (la necesidad de sobrevivir) se encuentra permanentemente sometido a la mediación de lo secundario (la libertad de elegir cómo hacerlo).

Estudios recientes demuestran que, en las personas obesas, el comportamiento alimentario está determinado, sobre todo, por factores externos (estímulos sociales, hábitos, sabores…), mientras que las personas delgadas se ven influidas por factores internos: concentración del azúcar en sangre, contracción del estómago, etc.

En pocas palabras: los delgados comen por hambre, mientras que los obesos lo hacen… ¡para satisfacer sus ansias de comer!

Por otra parte, el aumento de la oferta de alimentos y de bebidas concebidos para incrementar la influencia de los estímulos externos en el mecanismo de la alimentación incide directamente en que las personas consideradas como «normales», es decir, aquellas que comen únicamente en función de sus necesidades fisiológicas reales, pasen a formar parte de las personas aquejadas de «sobrepeso», o sea, de las que se alimentan más con la cabeza que con el estómago.

No hay que olvidar el papel esencial que juega en esta mutación el mundo de la publicidad, la cual constituye en nuestra época uno de los vehículos más importantes de información acerca de los productos alimentarios.

Consideremos someramente ciertos mensajes acerca de alimentos o bebidas que circulan en los medios de comunicación actuales. Tras un análisis inicial, constataremos que en la mayoría de los casos predominan los elementos sugestivos y emotivos sobre los puramente informativos: más que el producto en sí (sus propiedades nutritivas), priman los elementos adyacentes (los valores que se vehiculan con su consumo: salud, belleza, alegría, juventud), los cuales inciden en nuestro inconsciente a la hora de inclinarnos por tal producto en detrimento de tal otro. Este hecho resulta especialmente clamoroso en el sector destinado a la juventud, con la exaltación de factores que poco tienen que ver con lo que se consume y sí, en cambio, con lo que se cree que se está consumiendo. En suma, la publicidad tiende a reforzar aquellos aspectos que inciden en los estímulos externos del consumo alimentario (inconscientes y compulsivos), en perjuicio de aquellos otros puramente fisiológicos (racionales y reflexivos). Incluso cuando se apela a las bondades dietéticas de un producto, es menos por una causa nutricional que por el provecho «cultural» (una bonita figura, éxito personal, aceptación pública...).

Esta dimensión social es uno de los aspectos insoslayables del deslizamiento de la alimentación hacia los sumideros de la «polución simbólica»: las invitaciones, las visitas, los banquetes de trabajo son otras tantas ocasiones para «culturizar» lo que, de otro modo, se mantendría en el mero ámbito de la necesidad primaria. A los huéspedes, sea cual sea la hora del día, se los agasaja con chucherías y bebidas de alto contenido calórico y nulo provecho nutricional; las celebraciones de cualquier índole (aniversarios, inauguraciones, reencuentros) son una buena excusa para condumios y libaciones. Por no hablar de las excursiones al campo, las reuniones de trabajo (un acuerdo comercial no es tal si no se remata con un buen ágape), los cumpleaños, las bodas... ¡y los funerales! Incluso el hecho de «quedar» con alguien suele implicar el «consumir» comidas o bebidas. Y se considera una falta de cortesía declinar el ofrecimiento.

El hambre psicológica

Resumiendo: el componente psicológico y sociológico resulta determinante en el modo de alimentarse, tanto en sus aspectos cuantitativos como cualitativos.

Se ha dicho que los delgados comen sobre todo por hambre. Pero, ¿qué es, en propiedad, el hambre? Técnicamente, se considera como un estado fisiológico provocado por la falta de alimento, estado que desaparece tras la ingesta. Ello no significa que los delgados se conformen con cualquier cosa, con tal de que sea masticable: es más, pueden incluso llegar a ser perfectos *gourmets* y apreciar los placeres de la buena mesa, aun con mayor criterio que los grandes devoradores.

Lo cierto es que los obesos raramente experimentan la sensación de hambre, puesto que antes de que se presenten las condiciones objetivas de falta de alimento, el sujeto ya se ha procurado las nuevas viandas que le exige su «apetito»: este, a diferencia del hambre, constituye antes una sensación consciente que un estado biológico, por lo que no es exagerado afirmar que una persona puede tener «apetito» las veinticuatro horas del día, sin experimentar «hambre» durante meses e incluso años enteros. Y es que, en tales casos, el deseo de alimento procede más del recuerdo de experiencias pasadas, en función de ciertos valores emotivos con él relacionados, que a la necesidad objetiva de un alimento en particular. Tanto es así que podríamos afirmar, sin temor a la exageración, que ciertos sujetos comen «de memoria», tal es la jerarquía que ejerce lo mental sobre lo físico en su forma de alimentarse.

Seamos sinceros: ¿cuántas veces hemos comido con «auténtico apetito»? En la mayoría de ocasiones, comemos sin hambre: porque es la hora, porque hemos quedado para cenar, porque nos han invitado a un piscolabis... No es de extrañar, por lo tanto, que al final el hecho de comer se vaya disociando cada vez más de la exigencia fisiológica para desembocar directamente en una suerte de compulsión social.

Con frecuencia, en la persona obesa funciona antes un inconcreto «centro de saciedad» (compuesto por una amalgama de deseos, recuerdos e inercias inveteradas) que una sensación precisa de «hambre».

No es una mera forma de hablar: realmente, en el cerebro humano existen unas estructuras nerviosas concretas que regulan ambas sensaciones.

Mientras que en la persona delgada la sensación de saciedad permanece hasta que no aparece la sensación de hambre (debida, según se dijo, a una serie de circunstancias concretas y objetivas), en el obeso la sensación de saciedad se manifiesta junto con la de estar... «atiborrado». En efecto, no es infrecuente que el obeso sólo deje de comer cuando ya no puede más, mientras que el delgado lo hace en cuanto ha dejado de sentir hambre. De este modo, en tanto vuelve a presentarse la posibilidad de comer de nuevo, incluso aunque no haya concluido la digestión, el obeso vuelve a buscar algo que llevarse a la boca: basta con que haya dejado de sentirse lleno. Como vemos, se trata de una necesidad psicológica más que real.

El delgado, por su parte, todavía conserva la sensación habitual de saciedad, la cual guarda una relación proporcional y «natural» con las necesidades nutritivas de su cuerpo. Por lo general, en el obeso la suma de los momentos del día en los que ha pensado en comida es muy superior a la de los delgados. Llegar a entender este mecanismo y proponerse seriamente controlarlo es, sin duda alguna, la mejor manera de adelgazar, sobre todo en el caso de aquellas personas cuya principal fuente de obesidad es precisamente la tendencia irreflexiva a comer por comer, independientemente de que su cuerpo lo requiera o no.

Dejamos a un lado el análisis de las causas de la aparición de este fenómeno, cuya envergadura constituye uno de los índices de «desarrollo» de una sociedad... Pero baste con aludir a la costumbre de ciertas madres a compensar con chucherías a deshora las rabietas del nene, o al revés, a premiarle con tal helado o cual pastelillo a cambio de que acabe los deberes u ordene su habitación. De ahí a asociar el placer con la comida no hay más que un paso.

Información alimentaria y obesidad

La última causa de la obesidad que vamos a abordar es la absoluta falta de conocimiento, por parte de la mayoría de las personas, de cuáles son sus verdaderas necesidades nutritivas en relación con los alimentos.

En nuestra experiencia profesional hemos obtenido numerosas pruebas concretas acerca de la ignorancia de ciertas evidencias nutricionales de carácter básico, incluso en personas que poseen un buen nivel cultural.

Esta ignorancia es fruto de la escasa difusión de información objetiva sobre nutrición en una sociedad donde, paradójicamente, todo parece articulado en torno al consumo compulsivo de alimentos; por desgracia, los mitos y las creencias erróneas, involuntarias o creadas por intereses económicos, contribuyen a aumentar el problema.

Una de las vías para combatir tal desinformación debe provenir de la escuela, en la cual aún no se ha introducido la educación nutricional de un modo sistemático y riguroso: todo se reduce a los tímidos intentos de algún profesor o a cursillos intensivos de resultados más bien parcos.

Gran parte de los conocimientos sobre nutrición de los que solemos fiarnos proviene de la tradición oral, rica en prejuicios y arbitrariedades. Además, la validez de esta información se circunscribía a una cultura y una época en que el consumo de alimentos se regía por la disponibilidad material, los vaivenes de las cosechas y unas técnicas rudimentarias de conservación de los alimentos que restringían de forma drástica la constitución de una auténtica «filosofía» de la alimentación. Algunas de las creencias arraigadas en el inconsciente colectivo han constituido en nuestros días una auténtica revolución científica, mientras que otras se han revelado inválidas para las cambiantes necesidades y condiciones de vida de una época en la que el aumento exponencial de la oferta alimentaria exige la adopción de criterios radicalmente distintos a la hora de abordar el tema de la nutrición.

En este sentido, no deja de resultar interesante comprobar que el mayor grado de desinformación se detecta en los sectores de los condimentos, las grasas y los quesos. De hecho, estos dos últimos alimentos son dos de las causas más corrientes de obesidad, además de los dulces. En el caso del queso, podría explicarse por la tendencia de la cultura campesina a asociarlo con una fuente de calcio, grasas y calorías, lo que le supuso, en tiempos de penuria y restricciones habituales, un aumento de prestigio con respecto a otros alimentos. En la actualidad, sin embargo, el queso se ha visto desplazado por la carne en los platos principales y ha quedado confinado al ámbito de los platos fríos, los postres y los bocadillos.

A esta opinión radical (que podría considerarse prácticamente mayoritaria) no es ajena la publicidad en torno a las virtudes supuestamente adelgazantes de la mozzarella, cuando lo cierto es que 100 g de esta variedad de queso (y cien gramos, ¿qué son? ¡apenas un bocado!) contienen las mismas calorías que un bistec de buey de 200 g.

He aquí una buena manera de engordar sin saber a qué achacarlo, pues no es raro oír lamentarse a un obeso de ignorar cuál es su problema, si él apenas se limita a consumir queso para comer y para cenar.

En el caso de las mujeres que trabajan en casa, el queso posee un ulterior y disimulado poder engrasante: para matar el aburrimiento durante la realización de las tareas del hogar, el queso es un cebo ideal, pues basta con abrir la nevera y servirse un trocito. En cuanto a las que trabajan fuera de casa y, con frecuencia, carecen del tiempo y los ánimos para cocinar a diario, el queso resuelve con eficacia y rapidez una cena familiar. Por no hablar de las que deben comer solas, porque el marido y los hijos lo hacen fuera del hogar; ¡no van a ponerse a cocinar para ellas solas! Y entonces aparece la solución milagrosa: el queso.

Los condimentos suponen una trampa aún más camuflada. Puesto que es una creencia común que la pasta y el pan engordan, uno se limita a comer un platito de verdura (y, por supuesto, queso). Pero, ¿con cuántos «litros» de aceite, grasiento y calorífico, regamos este humilde y en apariencia inofensivo ágape vegetal? Por no hablar de quien prefiere saltearlo con mantequilla... «Está bien, reconozco que utilizo bastante, pero uso siempre aceite de semillas, que no engorda tanto, y margarina vegetal, que por lo que parece adelgaza, ¿no?». Lo que no sabe nuestro ingenuo comensal es que 10 g de aceite, con independencia de su origen, engorda tanto como 1 kg de hinojo. «¡No puede ser cierto!». Pues lo es.

Y que conste que este diálogo no es en absoluto imaginario, sino que es habitual entre pacientes y especialistas en las consultas dietéticas.

Así pues, para ciertas personas no es raro que el origen de su obesidad sea único: un simple error en la valoración de los alimentos, del modo de prepararlos o de sus auténticas necesidades nutricionales bastan para generar un desequilibrio. Porque —hay que tenerlo en cuenta— la obesidad no es otra cosa que un desequilibrio.

En la mayoría de los casos de obesidad, esta única causa se impone a todos los demás factores de riesgo, es decir, a los excesos alimentarios estimulados por ansiedad, estrés, desorden en las horas de las comidas o ingestión compulsiva de alimentos.

Las dietas adelgazantes indicadas para este tipo de situaciones se pueden dividir en dos grandes categorías: por un lado, las dietas que excluyen ciertos tipos de alimentos en beneficio de otros, considerados como menos engordantes; y por otro, las dietas que prevén el consumo de todos los alimentos disponibles, siempre y cuando dicho consumo esté sometido a ciertas reglas de carácter muy estricto.

Por regla general, las primeras son bastante drásticas y suelen conducir a un adelgazamiento rápido y expeditivo; las segundas, por su parte, están concebidas expresamente para proporcionar una pérdida de peso gradual, con lo que exigen un menor esfuerzo por parte del «paciente».

Algunas dietas están explicadas de un modo bastante sintético, en un simple folleto de carácter general; otras, más personalizadas y detalladas, se limitan a proporcionar indicaciones sobre los gramos del alimento, crudo o cocido, que debe ingerirse para alcanzar los objetivos propuestos.

Ahora bien, ¿cómo traducir estas indicaciones, categóricas y lapidarias, en platos concretos que cocinar y llevar a la mesa?

Este es el propósito del presente libro: ni la reproducción de los habituales esquemas dietéticos ni la revisión crítica de los mismos, sino la descripción de una serie de recetas en las que puedan plasmarse los diferentes regímenes dietéticos, ya sean de nuestra elección o hayan sido prescritos por el médico.

Y es que el problema fundamental del obeso es el mantenerse en el peso conseguido gracias a la aplicación de una dieta adelgazante: en este sentido, el uso del recetario le resultará de gran ayuda, puesto que redundará en la adopción de hábitos alimentarios distintos a los que le provocaron la obesidad. Este cambio de fondo será útil no sólo para él sino también para su familia, dado que hasta el más incauto de los comensales puede caer en la tentación de una alimentación caótica e hipercalórica.

En una dieta a base de bistecs a la plancha y ensaladas rociadas con un chorrito de limón, la necesidad de introducir cierta fantasía y variedad se convierte en una obsesión que se multiplica en cuanto hemos alcanzado el peso deseado (cuando no mucho antes). Es más, la larga «abstinencia» que supone seguir una dieta estricta puede aumentar los riesgos de «soltarse el pelo» a la mínima que bajemos la guardia con los condimentos o los inevitables tentempiés a los que nos tiene acostumbrados nuestra sociedad. Todo ello explica la facilidad con que se gana y se pierde peso.

En la práctica, deberíamos conseguir eliminar todos aquellos componentes de la dieta que, como se ha dicho, suelen formar parte principal de la nutrición del obeso, así como corregir la falta de información acerca de los alimentos y del mejor modo de prepararlos para conservar el peso... y la salud.

En última instancia, se trata de adoptar una forma más saludable de comer y de vivir. Siguiendo este principio, y si se nos permite la broma, los kilos caerán por su propio peso.

Las necesidades nutritivas

Siempre con el propósito de ayudar al gran número de personas que nada saben sobre la ciencia de la alimentación, con el consiguiente riesgo de interpretar de manera incorrecta las normas de la dieta que les ha sido prescrita o que han elegido de forma voluntaria, analizaremos a continuación algunos conceptos básicos de esta disciplina.

Los alimentos no son otra cosa que síntesis complejas de las mismas sustancias que constituyen el cuerpo humano, eso sí, en proporciones variables y que, en muchos casos, deben ser previamente transformadas en componentes asimilables por él.

Si es alimentándose como se desarrolla el cuerpo del niño hasta alcanzar el estado de la madurez, ¿por qué sigue siendo necesario comer tras llegar a este punto?

En este orden de cosas, podemos poner el símil de quien se construye un chalé: una vez entra a vivir en su nueva casa, no han concluido los gastos sino que debe seguir deparándole innumerables cuidados, hacer frente a reparaciones, reponer lo que se ha estropeado por el uso...

Esto es lo que ocurre con nuestro organismo, el cual pierde diariamente pequeñas cantidades de materiales esenciales que deben ser repuestas para que no ocasionen posteriores carencias crónicas que podrían desembocar en anemias u otras dolencias graves debidas a la falta de determinadas sustancias.

Es el caso del cabello, las uñas, la sangre, el jugo gástrico, las hormonas o las exofilias de la piel, por citar sólo unos ejemplos, los cuales deben ser repuestos de manera cotidiana.

Pero, por supuesto, eso no es todo: lo mismo que ocurre con cualquier tipo de máquina, el cuerpo, para poder moverse y funcionar correctamente, necesita *energía*.

El motor de un automóvil transforma la energía en movimiento y expulsa los residuos que produce la combustión de la gasolina; el cuerpo humano también desprende energía, almacenada en forma química y liberada mediante un proceso que se asemeja mucho a la combustión de las sustancias contenidas en los alimentos. Aunque sólo sea una metáfora, la expresión «este muchacho necesita comer mucho, ¡quema muchas energías!» se acerca a la realidad en mayor medida de lo que podría parecer a simple vista.

Por otra parte, resulta fácilmente comprensible si pensamos en el hecho de que la temperatura corporal es de 37 °C, aunque el termómetro señale 0 °C: nuestro organismo funciona como una estufa, de modo que el oxígeno que asimila con la respiración actúa como un combustible para quemar las calorías contenidas en los alimentos y mantenernos a la temperatura adecuada.

Con el nombre de «metabolismo» se alude al conjunto de reacciones químicas que se desencadenan en el organismo para: *a*) extraer de los alimentos, una vez digeridos y absorbidos por el círculo de la asimilación, la energía que contienen (*catabolismo*), y *b*) emplear dichas sustancias para formar otras nuevas, útiles para el crecimiento y el mantenimiento del cuerpo (*anabolismo*).

Obviamente, las proteínas que constituyen los múscu-
los del pescado, el pollo o la ternera no son de la misma
índole que las humanas; aun así, los componentes básicos de las mismas son idénticos: basta con «deshacer»
las proteínas animales mediante la digestión, recuperar
los elementos que las constituyen (llamados *aminoácidos*)
y reconstruirlos de un modo distinto, cerrando de esta
forma el círculo iniciado con la ingesta.

Ciertos componentes básicos de los alimentos se utili-
zan a modo de «ladrillos» para las operaciones de construcción y mantenimiento de los tejidos mientras que
otros más bien podrían compararse al carbón, que se
quema en su integridad para obtener energía. Los prime-
ros reciben el nombre de *sustancias nutritivas constructoras*
o, de acuerdo con la terminología científica, *nutrientes
plásticos*, mientras que los segundos se denominan *nutrientes energéticos.*

A estos dos grupos se les suma, además, el de los *nutrientes biorreguladores* o *protectores*, en el que se incluye
una amplia gama de sustancias muy distintas entre sí,
con la característica común de ser indispensables, aunque se encuentren en el organismo en proporciones infi-
nitesimales.

El agua constituye también un nutriente fundamental,
pues su acción es tanto constructora como reguladora;
por lo tanto, ¡nada de eliminarla por miedo a que nos
haga engordar!

Entre los nutrientes energéticos principales podemos
citar:

• las carbohidratos o *glúcidos*, es decir, los azúcares y
los almidones (harina de trigo, maíz, arroz, patatas, castañas, judías, guisantes, etc.);

- las grasas o *lípidos*: se trata de un grupo de sustancias que contienen los aceites (de oliva, semillas, almendra, pescado...) y las grasas sólidas a temperatura ambiente (mantequilla, manteca de cerdo, margarina vegetal, manteca de cacao, etc.).

Entre los nutrientes plásticos se encuentran:

- las proteínas;
- ciertas sales minerales, como el calcio y el fósforo (que pueden considerarse materiales de construcción para los huesos y los dientes);
- y el hierro, que es el componente esencial de los glóbulos rojos.

Las proteínas, en caso de carencia de glúdicos y lípidos, también pueden quemarse para la obtención de energía, por lo que poseen asimismo una función energética.

Aquí se puede encontrar el origen de un posible peligro de las dietas demasiado drásticas o desequilibradas, por ejemplo, aquellas que eliminan por completo el consumo de grasas, lo que conlleva la utilización de las proteínas musculares con finalidades energéticas, ¡y no es ese el propósito de una dieta adelgazante!

Además de las funciones constructoras señaladas, el calcio, el hierro y el fósforo también desempeñan tareas de biorregulación.

De todo esto deriva la importancia no sólo de una correcta alimentación, en general, sino también y, sobre todo, de una dieta adelgazante y un régimen de mantenimiento correctamente aplicados, de modo que nuestro organismo no se vea privado de ninguna de las sustancias que requiere para su funcionamiento normal, sano y equilibrado.

Por esta razón no se puede prescindir de las grasas y de los carbohidratos en las dietas de adelgazamiento, excepto en casos extremos de graves desequilibrios, para no ocasionar perjuicios mayores a los que queremos combatir con su adopción.

Las grasas contienen vitaminas esenciales, mientras que los carbohidratos permiten que la reducción de la adiposidad morbosa se produzca de manera gradual y armónica, sin provocar cuadros de intoxicación o debilitamiento orgánico.

Cuando el organismo recibe una cierta cantidad de grasas, carbohidratos y proteínas superior a sus necesidades reales, los transforma en grasas y los deposita como material de reserva: este es el motivo de que un consumo excesivo de grasas animales se traduzca, de inmediato, en obesidad.

Ahora bien, ¿de qué modo podemos conocer cuáles son las necesidades objetivas de nuestro organismo? Hay que tener en cuenta que varían en función de la naturaleza de cada persona, como ya hemos apuntado en capítulos anteriores.

Del conjunto de los cambios materiales que experimenta nuestro organismo podemos extraer información muy útil que nos permitirá conocer con bastante aproximación estas necesidades por término medio. Se trata de establecer una media entre la entrada de alimentos ingeridos y oxígeno inspirado, y la salida de los excrementos, orina, sudor y aire espirado.

Mediante cálculos y experimentos clínicos sumamente complejos, se pueden establecer las tasas recomendables de ingestión de las distintas sustancias nutritivas que requiere nuestro organismo. De este modo, se han podido definir *niveles de nutrición* válidos como indicadores medios de aplicación para cada grupo de personas en función del sexo, la edad y ciertas condiciones fisiológicas especiales como el embarazo o la lactancia.

Diccionario*

* Las calorías que se indican corresponden a 100 g
de alimento, salvo cuando se especifica otra cosa.

A

Alimentos	Calorías
Acederillas	20
Aceite	
— de cacahuete	900
una cucharada	108
una cucharadita	36
— de girasol	900
— de hígado de bacalao	900
— de maíz	900
— de oliva	900
— de semillas	900
Aceitunas	
— negras	301
— verdes	142
Acelgas	17
Achicoria	10
— roja	12
— verde	14
— Witloof	22

Alimentos	Calorías
Agrios (tipo de berros)	16
Aguacates	245
Aguardiente	280
Aguja	88
Ajos	41
Albaricoques	28
— jarabe de	110
— mermelada de	210
— secos	277
— zumo de	47
Albóndigas	
— de carne	288
— de pescado	309
Albur (pescado)	124
Alcachofas	22
— en aceite	68
Algas marinas	138
Almejas	53
Almendras	574
— leche de	23

Alimentos	_Calorías_
Almidón	379
— una cucharada	33
— una cucharadita	11
Altramuces	
— salados	114
— secos	402
Anacardos	646
Ancas de rana	69
Anchoas	
— en aceite	206
— en salsa	105
Anguila	
— en escabeche	259
— de mar	237
— de río	261
Antia (pescado)	69
Apio	22
Arándanos	61
Arenques	
— en aceite	225
— ahumados	254
— en escabeche	254

Alimentos	Calorías
— frescos	191
— salados	199
Arroz	
— una cucharada	44
— granos de	392
— harina de	363
— hervido sin condimento	117
— con mantequilla	335
Atún	158
— en aceite	258
— en salmuera	103
Avellanas	625
Azúcar	392
— caramelizado	428
— una cucharada	48
— una cucharadita	16

B

Alimentos	Calorías
Bacalao	
— aceite de hígado	900
— frito	160
— hervido	95
— salado	122
Bacon	575
Barbo	84
Batatas	123
Bazo de bovino	107
Berenjenas	16
Berros	218
Berza	18
Besugo	100

Alimentos	*Calorías*
Bistec a la parrilla	181
Bizcocho	
— al baño María	418
— con chocolate	440
— al huevo	386
— de leche	417
— de pastaflora	459
— al ron	252
— unidad	24
Boga (pescado)	62
Boquerones	
— fritos	475
— en vinagre	420
Brandy	226
Brécol	25
Brioche	412
Budín de cerezas (ración)	348
Buey	
— carne enlatada	89
— carne grasa	326
— carne magra	129
— carne semigrasa	214
— médula ósea	822

Alimentos	*Calorías*

Buñuelos
— de bacalao (ración)......................... 190
— de espinacas (ración)...................... 160
— de manzana (ración) 626

C

Alimentos	Calorías
Caballa	
— en aceite	201
— en salmuera	177
Caballo	110
Cacahuetes	571
— tostados	597
Cacao amargo	331
— una cucharada	20
— una cucharadita	6,6
Cacao azucarado	349
— una cucharada	26
— una cucharadita	8,7
Café	
— solo	1,6
— con azúcar	5
— con leche y sin azúcar	65

— con leche y una cucharadita de azúcar	80
— con leche y dos cucharaditas de azúcar	95
Calabacines	15
— con atún (ración)	100
Calabaza	15
— amarilla	18
Calamar	69
Caldo de carne	
— una cucharada	1,2
— una cucharadita	0,4
— desgrasado	8
— en pastilla	177
Camembert	300
Canela	252
Cangrejo	71
— enlatado	101
— fresco	99
Capado	
— carne grasa	332
— carne magra	112
— carne semigrasa	227
Capitón (pescado)	247

Alimentos	*Calorías*
Capón	283
Caqui	65
Caracoles	67
Caramelo	360
Cardos	8
— hervidos	6
Carne ahumada	194
Carpa	127
Castañas	
— asadas	212
— frescas	181
— harina de	323
— hervidas	121
— secas	349
Caviar	
— de Astrakán	297
— de Irán	272
— ruso	213
Cebollas	24
— fritas	340
Cebolletas	35

Centeno
— harina blanca de 357
— harina integral de 357

Cerdo
— carne grasa 382
— carne magra 151
— carne semigrasa 274
— corazón 159
— costillas 334
— hígado 140
— lengua 210
— lomo 330
— orejas 400
— pies 231
— riñón 114

Cerezas 45
— budín 348
— confitadas 306

Cerveza 47

Ciervo 110

Cigalas 66

Ciruelas 42
— en almíbar 84
— mermelada de 210
— secas 117

Alimentos	Calorías
Copos de maíz	368
Corazón	
— de bovino	108
— de equino	146
— de ovino	134
— de porcino	159
Cordero	237
Corzo	139
Costillas	
— de cerdo	334
— de cordero	330
— de ternera	136
Crakers	438
— de queso	502
— salados	428
Crema de avellanas y cacao	537
Crema de caramelo (ración)	211
Crema de gambas (ración)	256
Crema de leche	
— con un 10 % de grasa	119
— con un 20 %	252
— con un 30 %	392

Alimentos	*Calorías*
— con un 35 %	457
— con un 40 %	502
— con un 67 %	845
Crema de mantequilla	493

D-E

Alimentos	Calorías
Dátiles	
— con azúcar	256
— de mar	101
— naturales	210
Dentón (pescado)	77
— congelado	71
— filetes en aceite	137
Diente de león	44
Dorada	90
Emmenthal	403
Endivia	16
— belga	22
Ensaladilla rusa	320
Escalopines	
— a la *pizzaiola*	213
— al vino	197

Alimentos	*Calorías*
Escarola	12
Escórpora	
— negra	80
— roja	32
Espaguetis	
— con almejas (ración)	400
— con atún (ración)	460
— hervidos sin condimento	141
— al ragú	214
Espárragos	
— enlatados	22
— trigueros	35
Espinacas	31
Estofado de ternera	223
Esturión	103
Extracto de carne	219
— hervido	162

F

Alimentos	Calorías
Faisán	144
Fécula de patata	335
— una cucharada	40
— una cucharadita	13
Fiambre	
— de cerdo	239
— de pollo	239
— de ternera	239
Fideos	
— con aceitunas (ración)	424
— con albahaca (ración)	395
— hervidos sin condimento	152
Filetes	
— de arenque ahumado con aceite	225
— de bacalao	104
— de lenguado	83
— de merluza dorados	227

Alimentos	_Calorías_
Flor	
— de calabaza	12
Frambuesas	30
— en almíbar	119
— mermelada de	225
— zumo de	40
Frankfurt (salchicha)	263
Fresas	27
— en almíbar	113
— mermelada de	236
Fritura mixta de pescado	351
Fruta de la pasión	60
— pulpa de	150

G

Alimentos	Calorías
Galletas	
— dulces	404
— integrales	365
— saladas	410
— unidad	40
Gallina	186
Gambas	63
— de río	105
— en salmuera	94
Garbanzos	338
— hervidos	94
Gelatina	324
Germen	
— de cebada	369
— de maíz	406

Alimentos	Calorías
— de soja	57
— de trigo	361
Ginebra	232
Ginger Ale	32
Gluten seco	115
Gobio (pescado)	
— de mar	74
— de río	84
Goma de mascar	262
Gorgonzola	346
Gouda fresco	344
Granadas	63
Granizado de limón	106
Granos	
— de arroz	392
— de avena	390
— de maíz	368
Grosella	42
— zumo blanco y rojo	48
— zumo negro	54

Alimentos	Calorías
Gruyère	388
Guinda	41
— mermelada de	236
Guisantes	
— congelados	54
— enlatados	53
— frescos	70
— secos	304

H

Alimentos	Calorías
Habas	
— frescas	52
— secas	304
Hamburguesa congelada	224
Harina	
— de arroz	363
— de avena	388
— de castaña	323
— de cebada	360
— de centeno integral	319
— de grano duro	365
— de grano tierno	320
— de maíz	358
— de mandioca	342
— de pescado	318
— de soja integral	347
— de trigo	320
— de trigo integral	321

Alimentos	Calorías
Helados	
— de fruta fresca	159
— de fruta seca	210
— industriales (de cacao)	116
— de leche	125
— de nata	204
Higos	47
— almendrados	277
— de la India	53
— mermelada de	210
— secos	270
Hinojo	9
Hojas de rábano	18
Hortalizas liofilizadas para sopas	272
Huevas de merluza	115
Huevo de gallina	156
— clara	47
— yema	355
Huevo de oca	189
Huevo de pato	190
Huevo de pava	147

J-K

Alimentos	Calorías
Jabalí	104
Jamón	
— enlatado	120
— rollitos de (ración)	288
Jarabe para bebidas	297
Jenjibre (raíz)	60
— con azúcar	120
Jerez	
— dulce	135
— seco	115
— semidulce	116
Judías	
— blancas hervidas	100
— enlatadas	43
— frescas	110
— rojas hervidas	126

Alimentos	*Calorías*
— secas	316
— verdes hervidas	100
Kefir (yogur oriental)	72
Ketchup	98
Kumis	33

L

Alimentos	Calorías
Langosta	86
Leche	
— de almendras	23
— de búfala	102
— de burra	43
— de cabra	71
— de coco	252
— condensada azucarada	321
— de mujer	62
— de oveja	99
— en polvo	480
— de reno	238
— de vaca (desnatada)	49
— de vaca (entera)	63
— de yegua	48
Lechuga	
— rizada	19
— romana	19

Alimentos	*Calorías*
Lengua	
— de carnero	264
— de cerdo	210
— enlatada	147
— salada en conserva	260
— de ternera	231
Lenguado	83
Lentejas	325
— enlatadas	61
Levadura de cerveza	
— fresca	93
— seca	324
Lija (pescado)	70
Licor	
— amargo (según la graduación)	126-242
— dulce (según la graduación)	244-271
— de huevo	166
— de postre	313
Liebre	121
Lima	38
Limón	22
— zumo de	6

Alimentos	*Calorías*
Limburg (queso)	390
Locha (pescado)	79
Lubina	65
Lucio	85

M

Alimentos	Calorías
Mandioca, harina de	342
Mango	63
— enlatado	80
Maní (cacahuete pelado)	597
Manteca de cerdo	894
Mantequilla	752
— de cacahuete	609
Manzanas	45
— asadas sin azúcar	50
— buñuelos de	626
— hervidas sin azúcar	45
— hervidas con azúcar	86
— mermelada de	236
— zumo de	47
Margarina	730
Mazapán	304
Mejillones	84
Melaza	240
Melocotones	27
— jarabe de	87
— mermelada de	210

Melón
— de verano 30
— de invierno 22

Membrillo 25

Merluza
— fresca hervida 71
— congelada en escabeche 822

Mermelada
— de albaricoque 210
— de cerezas 236
— de ciruela 210
— de frambuesas 225
— de fresas 236
— de guindas 236
— de higos 210
— de melocotón 210
— de membrillo 210
— de naranja 260
— de pera 224
— de ruibarbo 147

Mero 80

Miel 304
— una cucharada 63
— una cucharadita 21

Mirlo 146

Alimentos	Calorías
Moras	
— de morera	36
— de zarzamora	30
Morcilla	484
Mortadela	
— porcina	344
— porcina y bovina	415
Mostachón	452
Mozzarella	
— de búfala	339
— de vaca	243

N-Ñ

Alimentos	Calorías
Nabos	22
— nabitos	12
Naranjas	34
— confitadas	313
— granizado de	53
— mermelada de	260
— zumo de	37
Nata líquida	
— una cucharada	50
— 10 % m.g.	119
— 20 % m.g.	209
— 30 % m.g.	292
— 35 % m.g.	337
— 40 % m.g.	378
— 60 % m.g.	619
Nata montada	
— una cucharada	30
— una cucharadita	10

Alimentos	Calorías
Nísperos	28
Nueces	596
— brasileñas frescas	649
— brasileñas secas	582
— de coco frescas	467
Nuez moscada	395
Ñoquis a la romana (ración)	690
— de patata	123

O

Alimentos	Calorías
Oca	
— carne grasa	373
— carne semigrasa	198
— hígado de	180
Oporto	160
Osobuco	224
Ostras	51
Oveja	293
— corazón	134
— hígado	135
— riñón	105

P

Alimentos	Calorías
Palitos	
— de carne	288
— de pescado	309
Paloma	80
Pan	
— de aceite	361
— de cebada	246
— de centeno	263
— condimentado	384
— integral	229
— de leche	347
— negro alemán	351
— rallado	354
Panecillo	
— de 50 g	281
— de 100 g	290
Papaya	77

Papilla infantil
— de hígado y carne de ternera 11
— de manzana 100
— de ternera 89
— de ternera y pollo 67
— de vegetales 44
— de zanahoria y albaricoque 80

Parmesano rallado......................... 374
— una cucharada 23
— una cucharadita 7,5

Pasta cocida sin condimento
— espaguetis 141
— fideos 152
— macarrones 196
— tallarines 140

Pasta cruda al huevo 368
— aglutinada............................. 363
— integral 323
— de sémola 336

Pasta con judías (ración) 387
— congelada 370
— pastaflora 408
— para pizza 258

Pastel de carne o pescado
— de bacalao............................. 860
— de cerdo 140

Alimentos	Calorías
— de caballo	145
— de hígado	373
— de merluza	900
— de oca	180
— de ovino	135
Pastelitos	547
Patatas	85
— cocidas al horno	97
— en copos para puré	31
— dulces	123
— fritas	390
— hervidas peladas	85
— nuevas	70
— puré de (ración)	295
Paté	
— de caballa	160
— de hígado de pollo	95
— de salmón	318
Pato	160
Pava	
— ala	241
— muslo	253
— pechuga	145
Pavo	
— ala	193
— asado	120

Alimentos	*Calorías*
— enlatado	87
— muslo	186
— pechuga	134
Pepinos	14
— en vinagre	15
Peras	41
— en almíbar	80
— confitadas	278
— al horno	131
— jarabe de	73
— mermelada de	224
Perdiz	115
Perejil	20
Perifollo	65
Pescadilla	79
Pescado congelado	191
Petit suisse (queso)	399
Pichón	
— adulto	187
— joven	124
Pimentón en polvo	231

Alimentos	Calorías
Pimientos	
— amarillos y rojos	22
— en vinagre	15
— picantes	26
— verdes	16
Pintada	
— muslo	114
— pechuga	107
Pinzón	116
Piña	46
— en almíbar	80
— jarabe de	77
— zumo de	49
Piñones	231
Pipas de girasol	575
Pistachos	638
Pizza	
— blanca (foccaccia)	408
— napolitana	253
— romana	290
— con tomate	247
— con tomate y mozzarella	271
Plátano	68

Alimentos	Calorías
Platija	97
Plum-cake (ración)	666
Pollo	
— asado	281
— entero	112
— higadillos	122
— menudillos	196
— muslo	130
— pechuga	108
— pulpa enlatada	94
Pomelo	26
— en almíbar	60
— zumo de	30
Puerros	32
Pulmón (bovino)	75
Pulpa de cangrejo al horno (ración)	170
Pulpo	57
Puré	
— de patatas (una ración)	295
— de manzana en almíbar	83

Q-R

Alimentos	Calorías
Queso	
— azul danés	360
— de cabra	340
— camembert	300
— crema de	440
— feta	240
— fresco de oveja	322
— gorgonzola	346
— gouda fresco	344
— holandés	383
— itálico	313
— parmesano	410
— roquefort	390
— sabrinz	430
Rábano	70
Ragú	122
— ración	149
Rana, carne de	64
— ancas	69

S

Alimentos	Calorías
Salchicha	
— frankfurt	263
— fresca de cerdo	361
— fresca de hígado	324
— seca de cerdo	513
— seca de hígado	424
— de ternera	394
Salchichón	389
Salchichón para cocer	280
— de cerdo	475
— de cerdo y ternera	454
Salmón	70
— ahumado	140
— en salmuera	151
Salmonete	139
Salpa (pescado)	115

Alimentos	Calorías
Salvado	323
Sandía	15
Sardinas	
— en aceite	198
— en salazón	133
Saxafrax (verdura)	76
Sebo de buey	872
Sémola	341
Sepia	72
Sesos	
— de cordero	120
— de ternera	150
Setas	22
— en aceite	48
— *Amanita caesarea*	11
— champiñones	12
— cultivadas	16
— enlatadas	27
— secas	147
Sidra	
— de manzana	40
— de pera	58

Alimentos	*Calorías*

Soja
— brotes de 403
— fermentada 154
— harina de 347

Sopa
— de pescado 70
— de verdura 59

Suero de leche 15

T

Alimentos	Calorías
Tallarines hervidos sin condimento	140
Tapioca	363
— una cucharada	33
— una cucharadita	11
Tarta (pastaflora)	408
— de chocolate (ración)	627
— margarita (ración)	436
— con mermelada	340
Té	2
Tenca (pescado)	71
Ternera	
— asada	147
— carne grasa	326
— carne magra	129
— carne semigrasa	214
— estofada	145

Alimentos	*Calorías*
Trucha	86
Trufa negra	307
Tsing (soja fermentada)	154
Turrón	479

U

Alimentos	Calorías
Urogallo	120
Uvas	61
— pasas	256
— secas	246
— uva espina	39
— zumo de	74

V-W

Alimentos	Calorías
Vaquilla	
— grasa	204
— magra	113
— semigrasa	160
Verduras liofilizadas para sopa	272
Vermú	
— dulce	158
— seco	121
Vinagre	4
— una cucharada	0,6
— una cucharadita	0,2
Vino	
— blanco seco	71
— dulce	95
— semiseco	80
— tinto	75

Alimentos	Calorías
Vino de aperitivo	186
— una cucharada	10,5
— una cucharadita	3,5
— un vaso	83
Vodka	220
Volantón (pescado)	96
Wafers	439
Whisky	226
Würstel	292

Y

Alimentos	Calorías
Yema de huevo (60 g)	64
— de un huevo de gallina	365
Yogur	64
— una cucharada	10
— con frutas	118
Yogur desnatado	36
— una cucharada	5,4
— con frutas	100
Yogur semidesnatado	43
— una cucharada	6

Z

Alimentos	Calorías
Zanahorias	22
Zarzamoras	30
— cocidas con azúcar	60
— cocidas sin azúcar	25
Zumo	
— de albaricoque	47
— de fresa	40
— de grosella blanca	42
— de grosella negra	58
— de limón	6
— de mandarina	40
— de manzana	47
— de naranja	37
— de pomelo azucarado	38
— de pomelo natural	30
— de tomate	19
— de uva	74

Menús dietéticos

Preliminares

A continuación ofrecemos un ejemplo del programa dietético y las posibles variaciones que se pueden introducir a partir del diccionario de las calorías.

Cuando se sustituyan unos alimentos por otros, habrá que mantenerse en el mismo campo alimentario, de modo que los alimentos pertenezcan a la misma categoría nutricional.

La razón es que, al prescribir una dieta, el especialista no tiene en cuenta únicamente la suma total de las calorías que su paciente debe ingerir cada día, con independencia de su fuente de procedencia, sino que además pone atención en respetar el equilibrio entre los distintos principios alimentarios, es decir, las proteínas, las grasas y los hidratos de carbono.

Por consiguiente, como norma general es posible sustituir, sin que se produzcan alteraciones significativas en la dieta, la carne por el pescado, la pasta por el pan o por el arroz, la mantequilla por el aceite, un tipo de verdura por otro...

Menú de 800 calorías

Desayuno	
Café con sacarina	
Leche desnatada	200 g
Pan integral	20 g

A media mañana	
Una manzana de	170 g

Mediodía	
Bistec a la parrilla	130 g
Patatas hervidas	70 g
Aceite	5 g

Merienda	
Zumo de fruta	100 g

Cena	
Macarrones con tomate (40 g de pasta con tomate, albahaca y sal al gusto)	
Calabacines hervidos	150 g
Requesón	60 g

Si hacemos cuentas descubriremos que...

		Calorías
Café	al gusto	1,6
Leche desnatada	200 g	66
Pan integral	20 g	46
		113,6
Manzana	170 g	67
	(peso bruto)	
Bistec a la parrilla	130 g	169
Patatas hervidas	70 g	60
Aceite	5 g	45
		274
Zumo	100 g	80
Macarrones	40 g	134,4
Salsa de tomate	50 g	30
Calabacines hervidos	150 g	21
Requesón	60 g	81,6
		267
Total		801,6

Pueden ser sustituidos por...

Desayuno		
		Calorías
Café amargo		1,6
Yogur natural	125 g	80
1 cucharadita de miel		21
Tres grisines		36
		138,6

A media mañana		
Albaricoques	270 g	66,4
(pesados con el hueso)		

Mediodía		
Ensalada de pulpo y apio		
Pulpo	200 g	102
	(peso neto)	
Apio	100 g	22
Aceite	5 g	45
Patatas hervidas	60 g	51
Aceite	3 g	27
		247

Merienda		
Macedonia de fruta		_Calorías_
Fresas	100 g	27
Manzana	50 g	22
Plátano	50 g	34
		___
		83

Cena		
Ensalada de mozzarella y tomate		
Un trocito de mozzarella		
(65 g aproximadamente)		158
Tomates maduros	200 g	38
Aceite	5 g	45
Sal, albahaca, orégano	al gusto	
Dos grisines		24
		___
		265
Total		800

Menú de 1.000 calorías

Desayuno		
		Calorías
Pan integral	30 g	69
Jamón cocido	20 g	82
Manzana o pera	170 g	67
	(peso bruto)	218

A media mañana		
1 yogur	125 g	80

Mediodía		
Huevo	1	80
Requesón	50 g	68
Ensalada de judías y patatas		
Patatas	100 g	85
Judías verdes	200 g	36
Perejil, sal	al gusto	
Aceite	5 g	45
		314

Merienda		
		Calorías
Melocotones o albaricoques	200 g	48
(peso bruto)		
Una galleta		40
		88

Cena		
Caldo de carne magra	200 g	16
Arroz o pasta	20 g	66
Trucha rebozada	250 g	117
(peso bruto)		
Tomates	200 g	38
Pepinos	150 g	21
Aceite	5 g	45
		303
Total		1.003

Necesidad diaria de calorías

Calorías necesarias según la edad y el sexo

Años	Calorías al día
Niños	
0-0,5.	650
0,5-1.	1.950
1-3	1.250
4-6	1.720
7-9	2.020
Hombres	
10-12	2.420
13-15	2.780
16-19	2.960
20-39	3.000
40-49	2.850
50-59	2.700
60-69	2.400
a partir de 70	2.100
Mujeres	
10-12	2.300
13-15	2.500
16-19	2.300

Años	Calorías al día
20-39	2.160
40-49	2.050
50-59	1.940
60-69	1.730
a partir de 70	1.510
embarazo	+200
lactancia	+500

Calorías necesarias según la actividad física

C uando se realiza una actividad física se consumen calorías. Pero, ¿cuántas?

A continuación ofrecemos una lista de las calorías que consumen un hombre con un peso de 70 kg y una mujer con uno de 58 kg al realizar ciertas actividades durante una hora.

	Mujer	Hombre
Caminar a paso normal	168	203
Caminar a paso rápido	250	300
Practicar bailes lentos	203	245
Practicar bailes rápidos	435	525
Montar en bicicleta	290	350
Jugar al pimpón	261	315
Jugar al tenis	435	525
Jugar al baloncesto	377	455
Jugar al fútbol	394	476
Subir escaleras	916	1.106
Nadar	290	350
Montar a caballo	290	350
Remar	580	700
Practicar judo	638	770
Practicar esquí de fondo	812	980

Ahora ya podemos calcular qué tipo de actividad, y en qué medida, nos permite comer en mayores cantidades en relación con la ingesta habitual de alimentos.

Pongamos un ejemplo:

Una hora en bicicleta permite a una mujer la ingesta de un panecillo de 60 g (174 calorías) con 25 g de jamón cocido (103 calorías) y, a un hombre, un panecillo de 70 g (203 calorías) con 35 g de jamón cocido (144 calorías). O bien, una ración de crema de caramelo (211 calorías) con naranjada (170 g = 90 calorías) en el caso de una mujer, y una tostada con mermelada de 100 g (340 calorías) si se trata de un hombre.

RECETARIO

Presentación

E n el recetario podemos distinguir entre recetas con un bajo contenido calórico y otras con un contenido alto, mediante el análisis pormenorizado de dicho valor de cada uno de los ingredientes, utilizando el *Diccionario de calorías*. Ello nos permitirá, sobre todo, familiarizarnos con el uso de dicho diccionario, para aplicarlo posteriormente a cualquier otro libro de cocina, además de facultarnos para modificar las recetas en aquellos puntos «críticos» que mayor peligro pueden suponer para una dieta adelgazante.

Número de comensales

Calorías por ración

carne magra de ternera picada, 400 g (516 cal)
jamón york, 50 g (206 cal)
miga de pan, 50 g (145 cal)
leche semidesnatada, 50 g (25 cal)
parmesano rallado, 30 g (111 cal)
1 huevo (80 cal)
aceite de oliva virgen extra, 1 cucharada (108 cal)
cebolla y perejil al gusto
ajo, sal y pimienta al gusto

4   298

Se pone a remojar la miga de pan en leche y a continuación se mezcla con la carne picada, sal, pimienta, una picada de ajo (opcional), cebolla y perejil, el queso y el huevo.

Se da forma a las albóndigas con las manos húmedas.

Se unta un recipiente con mantequilla o aceite y se doran las albóndigas; a continuación se hornean, añadiendo un poco de agua y caldo.

ALBÓNDIGAS DE PESCADO EN SALSA

merluza, 800 g (568 cal)
tomates pelados, 800 g (152 cal)
miga de pan, 50 g (140 cal)
2 cucharadas de leche desnatada (10 cal)
1 cucharada de harina (22 cal)
1 huevo (80 cal)
1 clara de huevo (16 cal)
cebolla, zanahoria, apio, 150 g (33 cal)
2 cucharadas de aceite de oliva (216 cal)
laurel, una pastilla de caldo y sal al gusto

4   309

Se prepara la salsa, cociendo a fuego lento los tomates pelados y troceados junto con media cebolla triturada,
media pastilla de caldo y sal.

Se cuece en la olla a presión la merluza, si es posible al
vapor, añadiendo media cebolla, la zanahoria, el apio y dos
hojas de laurel. También se puede cocer en agua, a la que se
le habrán añadido las mismas especias.

Se desmigaja el pescado finamente, se añaden las migas
de pan empapadas en leche, el huevo entero y la clara, la harina y el perejil picado. Con esta mezcla se elaboran las albóndigas y se colocan en el recipiente que contiene la salsa.

Se cuecen a fuego lento hasta que la salsa se haya ligado
casi por completo.

ALCACHOFAS RELLENAS

8 alcachofas (176 cal)
restos de carne cocida, 100 g (145 cal)
setas secas, 25 g (37 cal)
1 cucharada de harina de galleta (33 cal)
1/2 vaso de vino blanco (71 cal)
cebolla, 50 g (11 cal)
1 yema de huevo (64 cal)
caldo en pastilla al gusto (18 cal)
ajo y perejil
sal al gusto

4   139

Se ponen las setas secas a remojar en agua durante un par de horas. Se trituran junto con un ajo, se mezclan con una taza de caldo y se cuecen a fuego lento durante media hora.

Se lavan y se pelan las alcachofas, se les corta la parte superior y el tallo y se eliminan algunas de las hojas de la parte central.

Se trituran estas tres partes junto con los restos de carne cocida (hervida o asada) y la cebolla. A continuación, se añade la harina de galleta, las setas cocidas y la yema de huevo. Se mezcla bien todo.

Se rellenan las alcachofas con esta mezcla y se colocan en un recipiente junto con el vino y el caldo, de modo que queden cubiertas en sus dos terceras partes.

Se cuece todo en el recipiente tapado durante 40 minutos aproximadamente.

Cuando la cocción esté a punto de concluir, se destapa el recipiente para que el líquido se evapore casi por completo.

arroz extrafino, 300 g (1.086 cal)

ARROZ CON ESPINACAS

espinacas, peso neto 300 g (93 cal)
mantequilla, 50 g (376 cal)
parmesano rallado, 50 g (187 cal)
1 cebolla, 70-80 g (19 cal)
caldo de carne desgrasado, 1.500 ml (120 cal)
1/2 vaso de vino blanco

| 👤 | 4 | ⚖ | 470 |

Se sofríe cuidadosamente la cebolla triturada junto con un tercio aproximado de la mantequilla. Se añaden las espinacas saladas y se deja que vayan tomando sabor durante unos minutos. Se pican, se trocean o se cortan finamente las espinacas. Se vuelven a verter en la cazuela y se añade el arroz. Se deja que el arroz tome sabor a fuego lento, removiéndolo durante un par de minutos. Progresivamente, se sube el fuego y se añade el vino.

Cuando este se haya evaporado (motivo que explica por qué sus calorías no aparecen en las recetas), se reinicia la cocción añadiendo poco a poco el caldo, el cual se habrá calentado aparte.

Una vez se haya cocido el arroz (18-20 minutos), se mezcla con el resto de la mantequilla y el parmesano, y se remueve.

ARROZ CON GARBANZOS

garbanzos, 50 g (190 cal)
2 patatas medianas (140 cal)
1 cebolla mediana (25 cal)
2 dientes de ajo
2 cucharadas de aceite de oliva (108 cal)
1 ramita de perejil
2 claras de huevo (32 cal)
agua, 1 l
1 pizca de bicarbonato
sal

4   210

Los garbanzos se ponen en remojo la noche anterior, junto con una cucharadita de bicarbonato; también se pueden comprar ya cocidos.

Al empezar la elaboración del plato, se lavan y se pelan las cebollas y las patatas.

A continuación, se coloca una olla al fuego con el aceite y se rehoga la cebolla durante un par de minutos.

Mientras tanto, se lavan los garbanzos bajo el chorro del grifo, se escurren y se ponen en la olla, cubriéndolos con agua templada y sal.

Se hierven a fuego vivo durante unas dos horas, si bien puede abreviarse el tiempo de cocción si se emplea una olla a presión o se recurre a legumbres ya cocidas.

Cuando los garbanzos ya estén a punto de completar la cocción se añaden las patatas, cortadas en dados de unos 2 o 3 cm.

Transcurridos 15 minutos, se agrega el arroz y se deja cocer a fuego moderado otros 20 minutos. Entretanto, se prepara una picada de ajo, perejil y una pizca de sal.

Para terminar, se añade la picada al cocido, se rectifica de sal y se retira del fuego. Se deposita en una fuente honda y se vierte por encima la clara batida sin remover, de modo que forme una capa lisa.

Se deja tapado unos minutos antes de servir, para que el huevo cuaje.

La clara de huevo aporta muy pocas grasas y, en cambio, es rica en aminoácidos de alta calidad, muy necesarios en una dieta de adelgazamiento.

ARROZ A LA VICENTINA

arroz, 320 g (1.158 cal)
carne magra de ternera, 350 g (322 cal)
parmesano rallado, 40 g (148 cal)
1/2 vaso de vino blanco, 100 ml
leche desnatada, 150 ml (50 cal)
1 cucharada de salsa de tomate (10 cal)
cebolla, 100 g (24 cal)
caldo concentrado al gusto (32 cal)
laurel, clavo, nuez moscada y sal al gusto

4   440

Se corta la carne en trocitos y se coloca en una cazuela junto con la cebolla triturada, una hoja de laurel, 2 clavos y la leche.

Se cuece a fuego lento y, cuando el líquido se evapore, se vierte la sal y el vino. Cuando el vino se haya evaporado, se agrega la salsa de tomate diluida en una taza de agua caliente.

Cuando la carne esté casi cocida, se sacan los clavos y se añade el arroz. Se deja cocer, vertiendo de vez en cuando un poco de caldo.

Antes de servir, se espolvorea con el parmesano rallado y la nuez moscada.

BUDÍN DE CEREZAS

cerezas, 1 kg (400 cal)
sémola, 150 g (525 cal)
leche desnatada, 750 ml (248 cal)
4 claras de huevo (64 cal)
azúcar, 40 g (157 cal)
1/2 varilla de vainilla

4   348

Se hierven las cerezas deshuesadas junto con 20 g de azúcar y el agua suficiente para que queden completamente cubiertas. Se deja que el líquido se evapore hasta obtener un jarabe de cierta densidad.

Se hierve la leche junto con la vainilla durante 5 minutos, se vierte la sémola y se deja hervir la mezcla durante 10 minutos más. Se retira la varilla de vainilla y se agregan a la sémola, 20 g más de azúcar y las cerezas escurridas, tras retirar algunas para preparar la guarnición; el jarabe obtenido de la cocción de las cerezas se añadirá al plato al final, como aderezo.

Se deja enfriar y, mientras tanto, se baten las claras a punto de nieve. Se mezclan con la sémola y se vierte la mezcla obtenida en un molde untado con mantequilla.

Se cuece al baño María durante 1 hora aproximadamente, a fuego muy lento. Se deja enfriar y se sirve en una fuente, guarnecido con las cerezas que se apartaron y con el jarabe.

BUÑUELOS DE MANZANA

manzanas, peso neto, 1 kg (396 cal)
harina, 200 g (728 cal)
leche, 200 ml (126 cal)
2 huevos enteros (160 cal)
2 cucharadas de azúcar (96 cal)
azúcar avainillado (196 cal)
aceite para freír, al gusto (aprox. 800 cal)

4   626

Se pelan las manzanas, se elimina el corazón y se trocean en dados de 2 o 3 cm.

Se prepara la pasta mezclando, en frío, los huevos, el harina y el azúcar. Se vierte la pasta sobre los trocitos de manzana y se deja reposar la mezcla durante media hora.

Se calienta el aceite y se fríen en él los dados de manzana, uno por uno, con ayuda de una cuchara, dándoles la vuelta una sola vez.

A medida que los buñuelos se vayan friendo, se colocan sobre un papel absorbente, se cubren con azúcar avainillado y se sirven calientes.

CALABACINES CON ATÚN

calabacines, 800 g (112 cal)
atún al natural, 100 g (103 cal)
pepinillos en vinagre, 50 g (8 cal)
aceite, 20 g (180 cal)
albahaca, sal y pimienta al gusto

4   100

Se cuecen al vapor los calabacines enteros en una olla a presión durante 2 minutos, o bien se hierven en agua durante 5 o 6 minutos.

Cuando se hayan enfriado, se cortan los extremos y se abren por la mitad en sentido longitudinal. Se retira una parte de la pulpa, se trocea y se mezcla con el atún desmigado, el aceite y la albahaca.

Se rellenan los calabacines con esta pasta y se aderezan con los pepinillos cortados en rodajitas.

CÓCTEL DE FRUTAS

4 melocotones (500 cal)
4 peras de agua (650 cal)
azúcar moreno, 200 g (700 cal)
1/2 l de agua
1 limón (14 cal)
1 ramita de menta

4	100

Se prepara una infusión con el agua, la menta y el azúcar a fuego medio. Hay que reservar unas hojitas de menta para adornar el postre.

Cuando alcance el punto de ebullición, se retira del fuego y se reserva, tapando el recipiente. Mientras, se toman las peras y los melocotones, se lavan, se pelan y se cortan en rodajas de medio centímetro de grueso.

Se rocía la fruta con el zumo de limón.

Por último, se colocan las rodajas en copas anchas, se riegan con jarabe y se aderezan con las hojitas de menta fresca, reservadas para tal fin.

CREMA DE GAMBAS

gambas pequeñas, 600 g (378 cal)
patatas, 400 g (340 cal)
2 zanahorias, 200 g (64 cal)
1 tronco de apio, 100 g (22 cal)
tomates, 150 g (28 cal)
2 cucharadas de brandy, 30 g (68 cal)
caldo concentrado, 400 ml (14 cal)
leche desnatada, 100 ml (33 cal)
1/2 nuez de mantequilla (34 cal)
1 cucharada de curry
sal al gusto

4   256

Se lavan, se pelan y se cortan en trocitos las verduras; a continuación, se cuecen a fuego lento junto con la leche y la sal.

Cuando la leche se haya evaporado, se añaden los dos vasos de caldo y se deja cocer la mezcla durante unos minutos. Se pasa por el triturador.

Se unta un molde antiadherente con la mantequilla y se vierten las gambas peladas. Se rocían con el brandy y se deja que este se evapore a fuego vivo. Se sala.

Se diluye el curry en una tacita de agua caliente y se vierte sobre las gambas.

Transcurridos 10 minutos de cocción, se pasan por la trituradora las gambas aún calientes y se mezclan junto con la crema de verduras. Se hierve todo de nuevo antes de servirlo.

CREMA DE MELÓN AL CAVA

melón, 800 g (240 cal)
6 claras de huevo (96 cal)
azúcar moreno, 200 g (800 cal)
2 limones (20 cal)
maicena, 60 g (90 cal)
coco rallado, 100 g (400 cal)
1 vasito de cava (50 cal)

4   140

Se elimina la piel del melón y se trocea. A continuación, se pasan los trozos por la licuadora, hasta obtener medio litro de zumo. Se exprimen los limones y se añade el zumo resultante al del melón. Se agrega la maicena y se disuelve bien.

Mientras tanto, se baten las claras de huevo junto con el azúcar. Después se les añade el coco y el cava.

Por último, se mezcla este batido con el zumo de frutas y se vierte el resultado en un cazo; se pone a cocer a fuego lento, removiendo continuamente y sin dejar que rompa a hervir en ningún momento, hasta que la crema se espese.

Se pone a enfriar en la nevera hasta que llegue la hora de servirla.

CREMA VEGETAL FRÍA

zanahorias, 600 g (132 cal)
alcachofas, 600 g (132 cal)
2 cebollas (48 cal)
1 tomate (20 cal)
2 cucharadas de aceite (108 cal)
1 l de agua
nata líquida descremada, 250 ml (350 cal)
perejil picado
sal y pimienta al gusto

4   110

Se pelan y se lavan las zanahorias, las cebollas y las alcachofas. Se pela el tomate y se retiran las semillas.

Se pone al fuego una olla con un litro de agua con sal y el aceite, y se añaden las hortalizas troceadas; se deja que hierva durante 40 minutos.

Cuando esté a punto de concluir la cocción, se incorpora la nata líquida y se mantiene la ebullición, a fuego muy lento, durante 5 minutos más.

Se retira la olla del fuego y se pasa todo por la batidora. Se deja enfriar en la nevera durante un par de horas y, antes de servir, se adereza con el perejil picado finamente.

ENSALADA LIGERA DE COLIFLOR Y BONITO

coliflor, 1 kg (250 cal)
1 patata mediana (70 cal)
1 rodaja de atún fresco, 200 g (150 cal)
anchoas en salmuera, 100 g (110 cal)
1 cucharada de alcaparras
2 cucharadas de aceite de oliva virgen extra (108 cal)
1 cucharada de vinagre
1 limón
sal y pimienta al gusto

4   260

Se lava y se trocea la coliflor; se rocía con el zumo de limón para que no se oxide. Se pelan y se trocean las patatas. Se ponen a hervir las patatas y la coliflor en agua con sal durante 20 minutos.

Mientras tanto, se salpimenta el atún y se pasa por la parrilla con unas gotitas de aceite de oliva. A continuación se eliminan las espinas, se desmenuza y se reserva.

Se desalan las anchoas y se cortan en trocitos de 1 cm.

Se retiran las verduras del fuego, se escurren y se colocan en una ensaladera. Se incorpora el atún, las anchoas y las alcaparras, y se aliña con aceite y vinagre.

ENSALADA LIGERA DE VERANO

arroz integral, 300 g (900 cal)
fresones, 200 g (55 cal)
naranja, 200 g (68 cal)
manzana, 400 g (180 cal)
2 zanahorias (64 cal)
4 cebolletas (20 cal)
1 cucharada de aceite de oliva (50 cal)
2 limones
sal

🚹 4   ⚖ 170

Se pone a cocer a fuego vivo el arroz con agua abundante y sal. Se lavan las frutas y se cortan a trocitos. Se rocían las frutas con el zumo de dos limones para evitar que se oxiden al entrar en contacto con el aire (especialmente los fresones y las manzanas).

Cuando el arroz esté en su punto, se pasa por el chorro del grifo para interrumpir la cocción y se escurre perfectamente.

Para terminar, se mezcla bien todo en una fuente y se aliña con el aceite y el zumo de los limones que se han utilizado anteriormente.

Se trata de un plato muy indicado para los días más calurosos del año. Rico en fibra y vitaminas, carece prácticamente de grasas y lleva un aliño completamente natural.

ENSALADA DE TOMATE CON MOZZARELLA

tomates de ensalada maduros, 600 g (114 cal)
mozzarella de leche de vaca, 400 g (972 cal)
anchoas saladas, 20 g (21 cal)
1 cucharada de aceite de oliva virgen extra (108 cal)
orégano, albahaca y sal al gusto

👤 4   ⚖️ 304

Se cortan los tomates y la mozzarella en rodajas. Se colocan en una fuente las rodajas de manera alterna: una de tomate y otra de queso, levemente encabalgadas entre sí.

Se mezcla aparte el aceite, la sal, el orégano, la albahaca picada y las anchoas troceadas. Se vierte la mezcla sobre las rodajas.

Se mantiene el plato en el frigorífico hasta el momento de servirlo.

pulpa de ternera, 500 g (460 cal)
1/2 vaso de marsala seco, 100 ml
2 cucharadas de harina (44 cal)
3 cucharadas de aceite (216 cal)
1 nuez de mantequilla (68 cal)
sal y pimienta al gusto

4   197

Se cortan los escalopines de manera que toquen a dos por persona. Se golpean ligeramente y se enharinan. Se calienta el aceite y se doran los escalopines por ambos lados, previamente salpimentados.

Se retiran de la sartén junto con la grasa producto de la cocción y se remojan, de inmediato, con el vino de marsala. Cuando el líquido empiece a espesar, se agrega la mantequilla en trocitos y se deja que cueza durante un minuto más al fuego, removiendo para que la mantequilla ligue perfectamente con el jugo.

Se sirven calientes.

ESCALOPINES A LA PIZZAIOLA

pulpa de ternera, 500 g (460 cal)
2 cucharadas de harina (44 cal)
3 cucharadas de aceite (216 cal)
salsa de tomate, 200 g (132 cal)
sal y pimienta al gusto
orégano al gusto

| 👤 | 4 | ⚖️ | 213 |

Se prepara la carne como se describe en la receta anterior (véase «Escalopines al marsala»).

Tras eliminar el exceso de grasa producto de la cocción, se añade la salsa de tomate a la que, previamente, se habrá agregado el orégano. Se deja que el tomate tome sabor durante unos minutos y se sirve a continuación.

ESPAGUETIS CON ALMEJAS

almejas, peso neto, 300 g (219 cal)
tomates pelados, 500 g (95 cal)
espaguetis, 320 g (1.075 cal)
2 cucharaditas de aceite de oliva virgen extra (216 cal)
2 dientes de ajo
perejil y pimentillo al gusto
caldo en pastilla al gusto
sal y pimienta

4   401

Se lavan las almejas y se ponen en una cazuela, tras retirar aquellas que se hayan abierto. Se cuecen a fuego vivo hasta que se hayan abierto todas. No se debe eliminar el líquido que desprenden las almejas, sino que se filtrará a través de un trapo mojado para eliminar la arenilla.

Se lavan las almejas una vez extraídas de sus conchas, para quitarles la arena que quede.

Se coloca en una cacerola el líquido producto de la cocción con el ajo y el pimentillo, pelados y troceados, y media pastilla de caldo. Se salpimenta y se cuece a fuego lento.

Cuando la salsa se haya condensado, se añaden las almejas y el perejil triturado. Se deja cocer a fuego muy suave con la cazuela completamente tapada.

Se cuecen los espaguetis al dente y se vierten con la salsa en un recipiente; se agrega el aceite de oliva y se mezcla bien.

ESPAGUETIS CON ATÚN

espaguetis, 320 g (1.075 cal)
atún al natural, 100 g (103 cal)
aceitunas negras deshuesadas, 100 g (301 cal)
tomates pelados, 200 g (38 cal)
3 cucharadas de aceite de oliva virgen extra (324 cal)
1 diente de ajo
perejil, sal y pimienta al gusto

🏃 4   ⚖ 460

Se pone el agua al fuego y, un poco antes de que rompa a hervir, se añade la sal; en cuanto empieza la ebullición, se añaden los espaguetis.

Mientras, se calienta el aceite en una cazuela y se añade el ajo y el perejil picados, el atún desmigado y los tomates pelados y troceados (o triturados). Se cuece todo a fuego lento hasta que la salsa esté bien ligada. Luego se añaden las aceitunas desmenuzadas y se condimentan con esta salsa los espaguetis cocidos al dente.

FIDEOS CON ACEITUNAS

fideos, 320 g (1.075 cal)
atún al natural, 80 g (82 cal)
aceitunas negras deshuesadas, 60 g (180 cal)
aceite de oliva virgen extra, 40 g (360 cal)
1/2 pimentillo
ajo y perejil al gusto
sal y pimienta al gusto

4   424

Se cuece la pasta al dente. Mientras tanto, se pica el ajo junto con el pimentillo y las aceitunas. Se añade a esta salsa el atún troceado, el perejil picado y el aceite.

Se escurre la pasta y se condimenta con esta salsa.

FIDEOS CON ALBAHACA

fideos, 320 g (1075 cal)
tomates pelados, 400 g (400 cal)
4 cucharadas de aceite de oliva virgen extra (432 cal)
10 hojitas de albahaca
1 diente de ajo

| 👤 | 4 | ⚖️ | 477 |

Se pone el agua al fuego y, poco antes de que rompa a hervir, se vierte la sal; cuando empiece la ebullición, se añaden los fideos.

Mientra tanto, se calienta en una sartén el aceite y se añade el ajo picado. En cuanto empiece a cobrar color, se vierten los tomates pelados y troceados (o triturados). Bastarán unos pocos minutos de cocción para que la salsa esté perfectamente ligada.

Se retira el diente de ajo, se trocea la albahaca y se agrega a la salsa en cuanto se retire del fuego.

Se escurren los fideos cuando estén al dente y se condimentan con la salsa.

GRATINADO DE BERENJENAS CON BACALAO

4 berenjenas (20 cal)
2 zanahorias (64 cal)
2 calabacines (10 cal)
bacalao desalado, 200 g (190 cal)
parmesano rallado, 50 g (180 cal)
3 cucharadas de aceite de oliva virgen extra (190 cal)
1 vasito de vino blanco
sal

4		180

Se lavan con cuidado las hortalizas y se pelan. Se trocean las berenjenas en lonchas finas, y las zanahorias y los calabacines, en forma de palitos finos. A continuación, se hierven durante unos 25 minutos en agua con sal.

Mientras tanto, se corta el bacalao en tiras. Se calienta a fuego medio el aceite y se rehoga el bacalao en él un par de minutos.

Por último, se colocan en una fuente de horno las verduras y el bacalao. Se riegan con el vino y se cubren con el parmesano. Se hornea durante media hora a 180 °C.

LOMO RELLENO CON COL Y SETAS

cinta de lomo de cerdo, 800 g (2.400 cal)
1 col de 1 kg aproximadamente (250 cal)
níscalos, 200 g (45 cal)
4 cucharadas de aceite de oliva (280 cal)
1 vaso de vino blanco
2 vasos de caldo vegetal
sal y pimienta

| 👤 | 4 | ⚖️ | 350 |

Se corta la cinta de lomo de manera que se pueda enrollar como si fuese un brazo de gitano, y se salpimenta.

Se lava la col y se trocea. A continuación, se hierve en agua con sal durante 20 minutos; cuando esté cocida se retira del fuego, se escurre bien y se reserva.

Se limpian las setas, se trocean y se rehogan en una cacerola con aceite de oliva.

Se extienden las hojas de col y las setas sobre la carne, se enrolla esta y se ata con un cordel; luego se rehoga en una cazuela a fuego lento durante 40 minutos junto con el caldo vegetal; a media cocción se agrega el vino blanco y se rectifica de sal.

Antes de servir, se rocía con el jugo de la cocción y se corta en lonchas.

MACARRONES CON SALSA DE MELÓN

macarrones integrales, 300 g (580 cal)
melón maduro, 400 g (120 cal)
tomates pelados, 200 g (25 cal)
4 cucharadas de aceite de oliva (240 cal)
2 cebollas pequeñas (10 cal)
1 ramita de apio
unas ramitas de perejil
sal

4   200

Se hierve la pasta en agua abundante con sal. Cuando esté al dente, se retira del fuego y se escurre.

Mientras tanto, se cortan en daditos el melón, las cebollas y el apio; se vierten en una cacerola junto con el aceite y se rehogan durante 5 minutos hasta que formen una salsa homogénea.

Con ayuda de un tenedor, se deshacen los trozos de melón, para unificar la textura de la salsa.

Se añade a continuación el tomate triturado (sin semillas) y se deja cocer durante 3 minutos más; se salpimenta al gusto. Se continúa la cocción durante otros 10 minutos, a fuego lento.

Por último, se dispone la pasta en una fuente, junto con el sofrito.

Se mezcla y se sirve, espolvoreando por encima perejil picado.

Se trata de un primer plato sorprendente, que rompe con los sabores habituales de las salsas de mesa. Sin apenas grasas, presenta un contraste muy acusado entre la dulzura del melón y el frescor picante del apio.

ÑOQUIS A LA ROMANA

sémola, 250 g (875 cal)
mantequilla, 100 g (572 cal)
parmesano rallado, 100 g (374 cal)
leche, 1 l (630 cal)
2 yemas de huevo (128 cal)
sal y nuez moscada al gusto

4   690

Se hierve la leche y se sala. Cuando esté en ebullición, se vierte la sémola y se remueve sin cesar, hasta que la pasta empiece a desprenderse de las paredes. Se retira el cazo del fuego y se agrega la mitad de la mantequilla, la mitad del parmesano, la nuez moscada y las yemas de huevo.

Se vierte el contenido en una superficie plana de mármol untada previamente con aceite, o bien sobre una bandeja, de modo que pueda extenderse bien el contenido y no supere 1 cm de grosor. Se nivela con el dorso de un cuchillo o con una espátula. Se deja que se enfríe.

Luego, con un vaso del revés humedecido con un poco de caldo, se recortan tantas circunferencias como se desee. Se van retirando con la espátula y se colocan en un recipiente untado con mantequilla. Se cubren con mantequilla fundida y el parmesano, y se gratinan al horno.

PASTA CON JUDÍAS

judías secas, 250 g (790 cal)
pasta al huevo, 150 g (552 cal)
3 cucharadas de concentrado de tomate (27 cal)
aceite de oliva virgen extra, 20 g (180 cal)
2 dientes de ajo
romero, sal y pimienta al gusto

🏃 4   ⚖️ 387

Se ponen en remojo las judías secas en agua fría durante 12 horas como mínimo. Se debe cambiar el agua un par de veces.

Se enjuagan y se escurren las judías, se vierten en una cazuela junto con el ajo y el romero, y se cubren con un litro de agua. Se sala y se pone a hervir, dejando que cueza durante un par de horas a fuego lento.

Se retira el ajo y el romero y se extrae un poco más de la mitad de las judías. Se pasan por la batidora y se vierte la crema obtenida de nuevo en la cazuela.

Se añade el concentrado de tomate y un poco de agua. Se deja que hierva y se vierte la pasta, haciendo que cueza a fuego lento mientras se remueve de vez en cuando.

Una vez servido el plato, se agrega el aceite y la pimienta.

PASTEL DE ESPINACAS

Para el pastel:
espinacas, 1 kg (128 cal)
zanahorias, 200 g (64 cal)
guisantes enlatados, 100 g (53 cal)
unas hojas de apio
3 cucharadas de aceite de oliva (180 cal)
1 vasito de leche desnatada (20 cal)
2 claras de huevo (32 cal)
mantequilla, 10 g (75 cal)

Para la salsa:
2 cucharadas de aceite de oliva (108 cal)
1 cucharada de harina (30 cal)
leche desnatada, 250 ml (80 cal)
1 vasito de jugo de tomate (15 cal)
sal y pimienta

4   230

Se lavan, se pelan y se trocean las verduras, y se ponen a cocer en agua abundante con sal. Cuando estén listas, se escurren y se trituran con una batidora o un pasapurés.

Se unta con mantequilla el fondo de un molde pastelero grande y se forra con una hoja de papel fino engrasado.

A continuación, se baten las dos claras de huevo junto con la leche. Se rehogan las verduras picadas en una sartén con una cucharada de aceite y se incorporan las claras batidas. Se vierte la mezcla en el molde y se introduce al baño María en el horno a 180 °C; se deja cocer durante media hora.

Mientras tanto, se prepara la salsa del siguiente modo: se vierte aceite en una sartén, se agrega la harina, se mezcla y, poco a poco, se va añadiendo la leche fría. Se salpimenta y se deja que cueza durante 15 minutos, removiendo sin cesar. Transcurrido este tiempo, se incorpora el jugo de tomate.

Cuando el pastel esté listo, se coloca en una fuente plana y se riega con la salsa.

En este plato, la mantequilla se utiliza únicamente para engrasar el molde y evitar así que se queme el borde del pastel. Por lo tanto, su aporte graso y energético es mínimo.

PASTEL DE HIGADITOS

higaditos de pollo, 250 g (305 cal)
mantequilla, 100 g (752 cal)
parmesano rallado, 50 g (187 cal)
miga de pan, 100 g (247 cal)
marsala seco, 45 g
laurel, sal y pimienta al gusto

4   373

Se lavan los higaditos y se cortan en rodajas muy finas. Se doran junto con la mitad de la mantequilla y una hoja de laurel.

Se añade a los higaditos la miga de pan desmenuzada junto con tres cucharadas de vino de marsala. Concluida la cocción, se deja que enfríe y se vierte todo en la batidora. Se funde la mantequilla restante y se agrega a la mezcla. Se añade también el parmesano, la sal y la pimienta. Se bate todo durante 2 minutos y se vierte el contenido en una cazuela de barro.

Se conserva en el frigorífico. Se sirve sobre rebanadas de pan tostado.

PASTEL DE MACEDONIA

1 pera pequeña (30 cal)
1 manzana pequeña (26 cal)
1 limón (10 cal)
fresas, 200 g (54 cal)
pulpa de piña natural, 150 g (70 cal)
margarina, 30 g (250 cal)
harina, 80 g (280 cal)
mermelada baja en calorías, 20 g (90 cal)
azúcar moreno, 40 g (160 cal)
1/2 sobrecito de levadura
2 claras de huevo (2 cal)
1 vaso de leche desnatada (25 cal)
la piel rallada de medio limón

4   120

Se pela la fruta, se corta en trozos pequeños y se rocía con el zumo del limón.

A continuación, se mezclan en un cuenco la harina, la margarina, la levadura, el azúcar, la ralladura de limón, la leche desnatada y la mermelada, y se bate bien hasta que se forme una pasta homogénea.

Se incorporan las claras a punto de nieve y la fruta troceada.

Se vierte todo en una fuente ancha y se hornea a 180 °C durante media hora.

PATÉ DE SALMÓN

patatas, 400 g (340 cal)
salmón enlatado, 400 g (604 cal)
miga de pan, 100 g (279 cal)
leche desnatada, 150 ml (50 cal)
1 diente de ajo
perejil y albahaca al gusto
sal

4   318

Se hierven las patatas con su piel en agua ligeramente salada, o en una olla a presión con la poca agua que esta requiere.
Se pelan y, aún calientes, se pasan por la trituradora.

Mientras tanto, se prepara un poco de bechamel del siguiente modo: se vierte la miga de pan en una cazuela pequeña y, a continuación, la leche caliente; se cuece sin dejar
de remover hasta obtener una pasta sólida que se agregará
a las patatas.

Se escurre el salmón y se limpia, eliminando la piel; se tritura finamente. Se añade el ajo, el perejil y la albahaca, se
vuelve a triturar y se mezcla todo con las patatas.

Se unta ligeramente un molde con mantequilla y se vierte el preparado en su interior. Se pone a enfriar en el frigorífico durante tres horas como mínimo.

Para servir el paté, se da la vuelta al molde sobre una
fuente tras haberlo sumergido previamente en agua hirviendo para facilitar que se desprenda.

PECHUGAS DE POLLO A LA VALDOSTANA

pechugas de pollo, 500 g (540 cal)
jamón cocido, 80 g (330 cal)
queso para fundir, 100 g (374 cal)
vino blanco, 100 g
1 cucharada de aceite (108 cal)
1 nuez de mantequilla (68 cal)
1 cucharada de harina (22 cal)
sal y pimienta al gusto

🧍 4   ⚖️ 360

Se golpean un poco las pechugas y se enharinan. Se vierte aceite y mantequilla en un recipiente y, cuando estén calientes, se doran las pechugas a fuego lento, dándoles la vuelta un par de veces. Se salpimentan y se retiran del fuego.

Se coloca encima de cada pechuga una loncha de jamón y otra de queso.

Se vuelve a colocar el recipiente al fuego y se rocía con medio vaso de vino. Se prosigue la cocción durante unos minutos, tapando el recipiente para facilitar que el queso se funda por completo.

PESCADILLA CON FRUTA AGRIDULCE

pescadilla, 1 kg (800 cal)
3 manzanas golden (130 cal)
3 naranjas (120 cal)
1 limón (15 cal)
2 cucharadas de aceite de oliva (108 cal)
1 diente de ajo
1 vaso de caldo vegetal
mantequilla, 10 g (75 cal)
perejil picado
sal y pimienta al gusto

4   280

Se pelan las manzanas y se cortan en rodajas de medio centímetro de grueso. Se cortan las naranjas en lonchas muy finas y se parten por la mitad.

A continuación, se limpia la pescadilla y se le practican unos cortecitos para colocar en su interior las rodajas de manzana. En estas se realiza otro corte por donde se insertará media rodaja de naranja.

Seguidamente, se rocía con el zumo del limón y se salpimenta.

Se unta una fuente con un poco de mantequilla; se coloca en su interior la pescadilla y se riega con el aceite de oliva. Se incorpora el caldo y se hornea a 180 °C durante 30 minutos.

La pescadilla se sirve en su propio jugo aderezada con el perejil picado.

PIMIENTOS RELLENOS BAJOS EN CALORÍAS

patatas, 800 g (680 cal)
3 zanahorias medianas (82 cal)
4 ajos tiernos (60 cal)
4 pimientos rojos (250 cal)
3 cucharadas de aceite de oliva (180 cal)
leche desnatada, 250 ml (80 cal)
perejil fresco picado
pimienta al gusto
sal

4   240

Se lavan, se pelan y se trocean las patatas. A continuación, se cuecen en una cazuela con agua y sal junto con las zanahorias lavadas durante 20 minutos.

Mientras tanto, se lavan los pimientos, se les quita el rabillo y se vacían con mucho cuidado para que no se rompan.

Se asan los pimientos en el horno a 180 °C procurando que no se hagan demasiado y que queden un poco duros, pues así se podrán rellenar con mayor facilidad.

Una vez cocidas las patatas y las zanahorias, se pasan por el pasapurés las primeras y se cortan en dados las segundas.

En un cazo se calienta a fuego medio el aceite y se sofríen los ajos tiernos durante 5 minutos. Luego, se incorpora el puré de patatas y, sin dejar de remover, se agrega la leche; se salpimenta y se añaden los daditos de zanahoria, mezclando bien.

Cuando los pimientos estén medio asados, se retiran del horno y se rellenan con el puré.

Se vuelven a hornear durante 10 minutos más.

En el momento de servir, se espolvorea por encima el perejil picado.

PLUM-CAKE

harina, 160 g (582 cal)
mantequilla, 125 g (942 cal)
azúcar, 125 g (490 cal)
2 cucharadas de ron
3 huevos (240 cal)
uvas pasas, 100 g (256 cal)
fruta confitada, 50 g (156 cal)
levadura, 5 g

4   666

Se lavan las pasas en agua templada y se corta en trocitos la fruta confitada. Se vierte todo en un recipiente para macerarlo junto con el ron. Se diluye la mantequilla en un cazo y se añade el azúcar y una pizca de sal. Se agrega un huevo entero, procurando que forme una pasta uniforme antes de añadir los otros dos, uno detrás de otro.

Se agrega la harina y luego la fruta confitada, las pasas con el ron y la levadura. Se vierte la pasta en un molde untado con mantequilla y revestido con papel de aluminio. Se hornea a fuego medio durante 15 minutos, y luego se aumenta la temperatura hasta completar la cocción.

POTAJE LIGERO DE LENTEJAS Y ARROZ

lentejas, 300 g (975 cal)
arroz integral, 100 g (400 cal)
guisantes, 50 g (35 cal)
2 puerros (64 cal)
1 tallo de apio
6 zanahorias medianas (120 cal)
1 tomate maduro, pelado y triturado (20 cal)
1 diente de ajo
caldo vegetal, 1 l
2 cucharadas de aceite de oliva (108 cal)
perejil y albahaca
sal

4   230

El día antes se ponen en remojo las lentejas en agua con una pizca de bicarbonato.

Para empezar, se cuecen las lentejas en una olla normal durante una hora y media, o en una olla a presión durante media hora.

Mientras tanto, se lavan, se pelan y se trocean las hortalizas, y se vierten en una cacerola junto con los guisantes, el tomate triturado, el aceite de oliva y el caldo, sazonando al gusto.

Se deja hervir durante media hora, añadiendo un poco de caldo si se consumiera en exceso.

Transcurrido este tiempo, se añade el arroz y se deja cocer de 12 a 15 minutos.

A continuación, se retiran del fuego las lentejas y se colocan en una sopera, junto con el caldo del arroz y las verduras. Se sirve caliente.

PULPA DE CANGREJO AL HORNO

pulpa de cangrejo enlatada, 250 g (252 cal)
cebolla, 50 g (12 cal)
leche semidesnatada, 150 ml (75 cal)
4 huevos (320 cal)
1 cucharada de harina (22 cal)
1/2 cucharada de salsa Worcester
perejil, sal y pimienta al gusto

| 4 | 170 |

Se tritura la cebolla y se corta a trocitos la pulpa de cangrejo. En una cazuela, se vierte el líquido de la lata del cangrejo junto con la leche, la cebolla triturada, la harina, la salsa Worcester, el perejil triturado, sal y pimienta. Se deja cocer la mezcla a fuego lento.

Mientras tanto, se baten las claras a punto de nieve.

Se retira la cazuela del fuego, se añaden las yemas de huevo al contenido y, a continuación, las claras.

Se vierte todo en un recipiente untado con aceite y se hornea durante 20 minutos aproximadamente.

PURÉ DE PATATAS

patatas, 800 g (680 cal)
1 vaso de leche (376 cal)
mantequilla, 50 g (126 cal)
sal y nuez moscada al gusto

4   295

Se cuecen al vapor las patatas con la piel en una olla a presión. Aún calientes, se pelan y se pasan por el pasapurés, y se vierte el puré resultante en una cazuela. Con una cuchara de madera se remueve con fuerza, hasta obtener una pasta suave. A continuación, se añade la mantequilla a trocitos, la sal y un poco de nuez moscada.

Se pone a cocer el recipiente a fuego lento y se añade la leche caliente, poco a poco. Se va mezclando el puré hasta que rompa a hervir, momento en que se retira del fuego.

RAGÚ

carne de ternera magra picada, 200 g (258 cal)
tomates triturados, 400 g (76 cal)
cebolla, 100 g (24 cal)
zanahoria, 50 g (11 cal)
apio, 50 g (11 cal)
vino blanco, 50 g
2 cucharadas de aceite de oliva virgen extra (216 cal)
sal, pimienta y ajo al gusto

🧍 4   ⚖ 149

Se prepara una picada con las verduras y se sofríe junto con el ajo y dos cucharadas de aceite. Se añade la carne picada y se dora con las verduras.

Se retira el ajo, se vierte el vino y se deja cocer hasta que este se evapore.

Se añaden los tomates troceados o triturados, se salpimenta y se prolonga la cocción hasta que presente la densidad deseada.

RAVIOLIS DE CARNE

Para la pasta:
harina, 400 g (1.280 cal)
4 huevos (320 cal)
sal al gusto

Para el relleno:
carne de ternera, 150 g (193 cal)
mortadela, 100 g (344 cal)
jamón, 50 g (2 cal)
parmesano rallado, 50 g (187 cal)
1 huevo (80 cal)
mantequilla, 50 g (376 cal)
nuez moscada
sal y pimienta

4   790

Para preparar el relleno, se pican muy finamente la mortadela y el jamón, y se doran con la mantequilla. Se retiran del fuego y se espera a que estén fríos.Se añade la sal, la pimienta, la nuez moscada, el parmesano y el huevo, que se habrán batido previamente con un tenedor.

Para preparar la pasta, se vierte la harina en una superficie plana, se practica un agujero en el centro y se vierten en él los huevos enteros con una pizca de sal. Se amasa con los dedos, empezando por el agujero central y mezclando bien la harina con los huevos. Se trabaja la pasta durante unos minutos y, a continuación, se obtienen dos láminas con ayuda del rodillo: en la primera se distribuye el relleno en forma de montoncitos del mismo tamaño, y la segunda se utiliza para cubrir el relleno por encima.

Se presiona con los dedos los extremos de la pasta para que quede bien sellada y, a continuación, se cortarán los cuadraditos con una ruedecilla dentada o con un utensilio de cocina específico para obtener raviolis perfectamente iguales.

El valor calórico de los raviolis, ya sean de verdura o de carne, aumentará en proporción con el condimento que se le añada.

RAVIOLIS DE VERDURA

Para la pasta:
harina, 400 g (1.280 cal)
4 huevos (320 cal)
sal al gusto

Para el relleno:
espinacas, peso neto 500 g (140 cal)
requesón, 250 g (340 cal)
parmesano rallado, 50 g (187 cal)
1 huevo (80 cal)
nuez moscada
sal y pimienta

4   631

Para el relleno, se cuecen al vapor las espinacas en una olla a presión con un poco de agua salada. Se trocean y se trituran. Cuando estén frías, se mezclan con el requesón —que se habrá triturado con una cuchara de madera—, el parmesano, el huevo, la sal y la nuez moscada.

Para preparar la pasta, se vierte la harina en una superficie plana, se le practica un agujero y se vierten en él los huevos enteros con una pizca de sal. Se amasa con los dedos, empezando por el agujero central y mezclando bien la harina con los huevos. Se trabaja la pasta durante unos minutos y se obtienen dos láminas con ayuda del rodillo: en una se distribuye el relleno en montoncitos del mismo tamaño, y la otra se utiliza para cubrir el relleno por encima. Se presiona con los dedos la pasta para que quede sellada y se cortan los cuadraditos con una ruedecilla dentada o con un utensilio de cocina específico para obtener raviolis iguales.

ROLLITOS DE JAMÓN

pierna de ternera, 500 g (460 g)
jamón cocido, 100 g (412 cal)
1 huevo duro (80 cal)
1/2 vaso de vino blanco
cebolla, peso bruto 200 g (20 cal)
aceite de oliva, 20 g (180 cal)
ajo, perejil y sal al gusto

4   288

Se corta la carne en rodajas finas y se cubre cada una de las rodajas con una loncha de jamón y un trocito de huevo duro. Se añade un poco de ajo y perejil por encima.

Se hacen unos rollitos con las lonchas y se atan con hilo de cocina.

Se sofríe la cebolla picada en aceite y se doran los rollitos a fuego lento.

De vez en cuando, y mientras se cuecen, se remojan con un poco de vino blanco.

SALMONETES CON ESPÁRRAGOS

8 salmonetes (250 cal)
16 espárragos en conserva (375 cal)
1 vaso de aceite de oliva (320 cal)
1 pimiento rojo (30 cal)
sal y pimienta

🧍 4   ⚖️ 280

Se asa el pimiento. Se pela una vez asado y frío y se corta en lonchas finas, de un tamaño adecuado para rellenar el pescado.

A continuación, se limpian y salpimentan los salmonetes; se abren por la mitad y se colocan en su interior un par de espárragos y una tira de pimiento.

Seguidamente, se enharinan los salmonetes y se fríen en una sartén con aceite de oliva bien caliente, 5 minutos por cada lado.

Al retirarlos de la sartén, se colocan en una escurridera para que la cantidad de aceite que retenga el pescado sea mínima.

SOMBRERITOS EN SALSA

Para la pasta:
harina, 400 g (1.280 cal)
4 huevos (320 cal)
sal al gusto

Para el relleno:
carne picada de cerdo, 150 g (150 cal)
carne picada de ternera, 150 g (193 cal)
parmesano rallado, 50 g (187 cal)
1 cucharada de harina de galleta (33 cal)
mantequilla, 30 g (225 cal)
perejil y nuez moscada al gusto
sal y pimienta al gusto

Para la salsa:
tomates pelados o triturados, 400 g (76 cal)
1 diente de ajo
unas hojas de albahaca
4 cucharadas de aceite de oliva virgen extra (432 cal)
parmesano, 50 g (187 cal)
sal y pimienta al gusto

4   815

Para preparar el relleno, se dora la carne picada junto con la mantequilla; se coloca en un recipiente y se le añade el parmesano, la harina de galleta, el perejil, sal, pimienta y nuez moscada. Se remoja con 1 o 2 cucharadas de agua o caldo, y se mezcla bien.

Para preparar la pasta, se vierte la harina sobre una superficie plana, se abre un agujero en medio y se vierten los huevos enteros y una pizca de sal. Se amasa con los dedos, empezando por el agujero y agregando poco a poco la harina de los lados a los huevos. Se trabaja la pasta durante unos minutos y a continuación se extiende con el rodillo.

Se cortan las láminas a cuadraditos con un cuchillo. Se distribuye un poco de relleno sobre cada cuadradito y se dobla en forma de triángulo, presionándolo bien por los extremos para que quede perfectamente sellado.

Se enrollan los triangulitos resultantes alrededor del índice, dejando hacia afuera y hacia arriba la punta central, de modo que cobren forma los sombreritos. Se presionan los otros dos ángulos para que queden bien pegados.

Mientras el agua para cocer los sombreritos se calienta, se prepara la salsa calentando el aceite y un diente de ajo picado en un recipiente hondo; en cuanto el ajo empiece a tomar color, se añaden los tomates pelados y troceados, o triturados, y se deja que vayan espesando. Se retira el ajo, se apaga el fuego y se añade a la salsa la albahaca en trocitos. Se cuecen los sombreritos en el agua hirviendo y se condimentan con la salsa y el parmesano.

SOPA DE ARROZ, GUISANTES Y SETAS

setas secas, 30 g (44 cal)
guisantes enlatados, 200 g (106 g)
arroz, 150 g (543 cal)
4 cucharadas de parmesano rallado (88 cal)
cebolla, 100 g (24 cal)
apio, 100 g (22 cal)
caldo en pastillas, 1.500 ml (54 cal)
3 cucharadas de leche desnatada (15 cal)
perejil, sal y pimienta al gusto

| 4 | 224 |

Se ponen las setas en remojo durante dos horas aproximadamente; se escurren y se pican junto con el apio y media cebolla.

Se vierte la mezcla en una cazuela junto con una taza de caldo. Se salpimenta y se deja cocer a fuego lento durante media hora aproximadamente.

Mientras tanto, se hierven aparte los guisantes junto con la otra mitad de la cebolla picada, la leche y una taza de agua durante 10 minutos.

Se mezclan ambos contenidos y se añade el litro y medio de caldo concentrado o de carne (desgrasado). Una vez concluida la cocción, se añade el perejil picado y el queso rallado.

TARTA DE CHOCOLATE

harina, 300 g (960 cal)
azúcar, 200 g (784 cal)
cacao, 100 g (331 cal)
3 huevos (240 cal)
1/2 vaso de leche (63 cal)
1/2 sobrecito de levadura avainillada

| 👤 | 4 | ⚖ | 627 |

Se mezclan con una cuchara de madera las yemas de huevo con el azúcar hasta que la mezcla se vuelva homogénea y se hinche .

Se añade la harina, el cacao y la leche, y se remueve bien.

Se baten las claras a punto de nieve y se añaden a la masa anterior, mezclándolas con cuidado. En este momento, se incorpora la levadura en polvo.

Se unta con mantequilla el recipiente. Hornear a 180 °C durante 40 minutos aproximadamente.

6 huevos enteros (480 cal)
azúcar de lustre, 200 g (784 cal)
fécula, 180 g (603 cal)
mantequilla, 100 g (752 cal)
1 limón

👤 4   ⚖ 436

Se mezclan en un recipiente las yemas de huevo con el azúcar de lustre hasta obtener una pasta espumosa y ligera.

Se añaden poco a poco las claras de huevo batidas a punto de nieve y bien compactas. Sin dejar de remover, se incorpora la fécula de patata, la mantequilla fundida y un poco de piel de limón rallada (o bien un sobrecito de vainilla).

Se unta un molde con mantequilla y se pulveriza con fécula; se vierte la pasta en su interior y se hornea durante 30 minutos a temperatura media.

4 tomates redondos, 600 g (114 cal)
atún en salmuera, 120 g (123 cal)
petit suisse o queso de cabra, 100 g (400 cal)
aceite de oliva virgen extra, 20 g (180 cal)
albahaca, sal y pimienta al gusto

4   204

Se corta el casquete superior de los tomates y se extraen las semillas y la pulpa. Se salan y se colocan boca abajo para que escurran bien.

Se desmenuza el atún y se mezcla con la pulpa de tomate, cortada en trocitos, el queso, las especias y el aceite.

Se rellenan con este contenido los tomates y se guardan en el frigorífico hasta el momento de servirlos.

ZUMO DE TOMATE

tomates para zumo, 600 g (114 cal)
2 cucharadas de aceite de oliva virgen extra (216 cal)
cebolla, 100 g (24 cal)
ajo, albahaca y especias al gusto

4   88

Se cortan a trocitos los tomates y la cebolla, se limpian los dientes de ajo y se mezcla todo en una cazuela.

Transcurridos de 20 a 30 minutos de cocción a fuego lento, con la cazuela tapada, se pasan las verduras por la batidora o el pasapurés. Se vuelve a poner el recipiente al fuego, se agregan la sal, la pimienta y la albahaca, y se deja cocer hasta que cobre la densidad deseada.

Tras retirar la cazuela del fuego, se le añaden 2 cucharadas de aceite de oliva.

PESO NETO Y PESO BRUTO

Nota previa

L as tasas de calorías indicadas en el diccionario equivalen a 100 g de alimento de acuerdo con el peso neto de los distintos productos; ello permite una mayor precisión al realizar el cálculo del valor calórico, sobre todo si pretendemos confeccionar tablas dietéticas de carácter profesional o con una finalidad científica.

Para el lector, puede resultar útil contar con la posibilidad de calcular los valores calóricos de 100 g de producto bruto. Ciertos productos, por ejemplo, pueden ser pesados en estado bruto, ya que antes de su empleo deben ser pelados o extraídos de su envoltorio, si bien en otros casos la eliminación de las partes no comestibles se efectúa durante el consumo. Por ejemplo, resulta incómodo pesar cerezas u olivas sin hueso, pues en ambos casos este se descarta cuando el producto se encuentra ya en la boca.

Cálculo del peso bruto

	Porcentaje de residuos	Calorías por 100 g (residuos incluidos)
Fruta fresca		
Albaricoques	12	24,6
Caquis	12	57,2
Castañas	15	154
Cerezas	10	34,2
Ciruelas	5	34
Higos	15	40
Higos de la India	40	32
Limones	30	7,7
Mandarinas	27	30
Manzanas	12	39,6
Melocotones	10	24
Melón	45	16,5
Naranjas	28	24,5
Nísperos	30	19,6
Nueces frescas	50	291
Peras	8	37,7
Plátanos	30	47,6
Sandía	45	8,2
Uvas	10	55

	Porcentaje de residuos	Calorías por 100 g (residuos incluidos)
Frutas secas		
Aceitunas	12	125
Almendras	60	230
Avellanas	45	406
Ciruelas	15	35,7
Nueces	65	227
Verduras		
Acelgas	10	15,3
Achicoria	40	6
Alcachofas	65	7,7
Apios	35	14,3
Berenjenas	7	15
Berzas	20	14,4
Calabacines	7	14
Calabaza	35	11,7
Cebollas	60	9,6
Coliflor	20	20
Endibias	40	9,6
Escarola	40	9
Espárragos	60	10
Espinacas	10	28
Flor de calabaza	50	6
Hinojo	35	5,8
Nabicol	40	13,2
Nabos	20	26,4
Nabos pequeños	50	6
Patatas	12	75
Patatas nuevas	6	66
Pepinos	12	12,3
Pimentillos	35	14,3

	Porcentaje de residuos	Calorías por 100 g (residuos incluidos)
Setas frescas	10	14,4
Tomates de ensalada	5	16
Tomates de zumo	30	13,3
Zanahorias	20	17,6
Legumbres frescas		
Guisantes	50	35
Habas	65	18,2
Judías	45	49,5
Judías verdes	5	17,1
Carnes		
Caracoles	52	32
Carne de becerro con hueso	25	70
Carne de caballo con hueso	25	82
Carne de cerdo con hueso	25	205
Carne de conejo	12	114
Carne de pato	18	235
Carne de pichón	10	168
Carne de pollo	28	80,6
Carne de ternera con hueso semigrasa	25	160
Pescados		
Almejas	75	18
Anchoas	25	67
Anguilas de mar	30	166
Anguilas de río	35	170
Atún fresco	10	142
Caballa	10	134
Calamares	35	45

	Porcentaje de residuos	Calorías por 100 g (residuos incluidos)
Dentón	35	50
Gambas	55	32
Lenguado	50	42
Merluza	24	54
Mero	35	52
Pulpo	10	61
Raya	50	34
Róbalo	45	70
Rodaballo	45	45
Salmonetes	40	78
Sardas	30	90
Sepia	50	36
Tenca	45	39
Trucha	45	47
Pescado en conserva		
Anchoas saladas	50	52
Anguilas en escabeche	12	228
Arenques salados	30	140
Bacalao en remojo	18	78
Bacalao seco	25	92
Pejepalo en remojo	75	23
Pejepalo seco	22	277